这本书是

写给爸爸妈妈们的自助手册。

无论您正在经历孕期的 **280 天**，
或者您刚**刚娩出婴儿**。
我们都建议您阅读这本书，
它会帮助您淡定地育儿，

**让您从一个女孩
华丽地转变为
一位坚不可摧的母亲。**

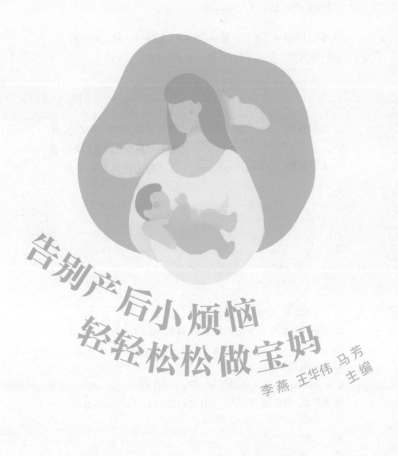

告别产后小烦恼
轻轻松松做宝妈

李燕 王华伟 马芳 主编

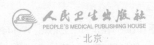

人民卫生出版社
PEOPLE'S MEDICAL PUBLISHING HOUSE
·北京·

图书在版编目(CIP)数据

告别产后小烦恼 轻轻松松做宝妈 / 李燕,王华伟,
马芳主编 . -- 北京:人民卫生出版社,2022.1

ISBN 978-7-117-32662-9

Ⅰ.①告… Ⅱ.①李…②王…③马… Ⅲ.①产褥期
– 妇幼保健 – 基本知识 Ⅳ.① R714.6

中国版本图书馆 CIP 数据核字(2021)第 272383 号

人卫智网	www.ipmph.com	医学教育、学术、考试、健康, 购书智慧智能综合服务平台
人卫官网	www.pmph.com	人卫官方资讯发布平台

告别产后小烦恼 轻轻松松做宝妈
Gaobie Chanhou Xiao Fannao
Qingqingsongsong Zuo Baoma

主 编:李 燕 王华伟 马 芳
出版发行:人民卫生出版社(中继线 010-59780011)
地 址:北京市朝阳区潘家园南里 19 号
邮 编:100021
E - mail:pmph @ pmph.com
购书热线:010-59787592 010-59787584 010-65264830
印 刷:廊坊一二〇六印刷厂
经 销:新华书店
开 本:889 × 1194 1/32 印张:7.5
字 数:149 千字
版 次:2022 年 1 月第 1 版
印 次:2022 年 2 月第 1 次印刷
标准书号:ISBN 978-7-117-32662-9
定 价:39.00 元
打击盗版举报电话:010-59787491 E-mail:WQ @ pmph.com
质量问题联系电话:010-59787234 E-mail:zhiliang @ pmph.com

前　言

　　分娩对每位女性而言都是一次肉体和精神的淬炼。新生儿的诞生是夫妻爱情的见证和结晶，而孩子的生养经历更是一个家庭完整和成熟的过程。如何在产后迅速恢复往昔的苗条身段、保持女神一样的气质是妈妈们最感兴趣的问题。尽管在医院时医务工作者会一遍又一遍地教授相关知识，但面对一个全新的生命，爸爸妈妈们仍难免手忙脚乱，也会遇到各种各样的新奇问题。为此，我们希望能够有一本浅显易懂的书，配合生育后的时间轴，帮助妈妈们尽快提升自身的能力，应对宝宝和自身生理、心理的巨变，同时，也能指导和帮助爸爸们了解应该如何照顾爱妻和新生儿。

　　本书的编写成员均是医院一线临床工作者，所在科室除妇产科外，还涵盖精神科、影像科、外科及内科。在临床工作中，我们每天都应怀着敬畏之心，每个患者都是独一无二的，无论经历怎样的生理、心理变化及经历，最幸福的事情就是听到新生儿的第一声啼哭，看到母亲幸福的泪水，看到父亲战战兢兢地捧起心爱的宝贝时露出父爱满溢的笑容。在此，感谢各位同仁将自己的宝贵经验贡献到本书当中，为提升本书知识的权威性做出了巨大的贡献。本书在编写中参考了当前最新版的各项指南，并结合临床工作中患者提出最多的困惑和困难，用轻松的语言和形式逐一解答。本书囊括了产后的常见问题、伤口处理方法、营养管理、母乳喂养、血栓预防、产后运动和盆底康复等内容，力求让妈妈及家庭成员在孕育之路上走得更平顺，更淡定自如。

这本书是写给爸爸妈妈们的自助手册。无论您正在经历孕期的 280 天还是刚刚娩出婴儿，我们都建议您阅读这本书，它会帮助您淡定地育儿，让您从一个女孩华丽地转变为一位坚不可摧的母亲。

同时，这本书也是一本孕产临床工作笔记。它可以帮助一线的医务工作者快捷地掌握专业知识、了解孕产妇常见的临床需求，更好地成为妈妈们的健康卫士。

再次感谢参与编写本书的所有医务工作者，感谢你们在平凡工作中的真诚付出和对生命的敬畏之心。让我们一起竭尽所能，向民众传递孕育知识及技能，为妇幼健康贡献自己的一份力量。

编　者

2021 年 12 月

目 录

6 产后运动有讲究 109

7 产后盆底康复是大事 119

1 产后最需要了解哪些事

产后这段时间对妈妈和宝宝都是很关键的，
同时也会遇到很多棘手的问题。

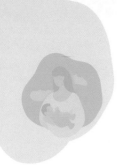

产后在医院的注意事项

　　无论是顺产还是剖宫产，所有的女性在经历分娩后都是走过了人生的一道坎。随着孩子的降生，产妇心里虽然踏实了，但仍会有很多的困惑。产后住院期间是产妇生理、心理发生巨大变化的时段，产后妈妈们在医院要注意些什么呢？让我们一起去了解产后那些重要时间节点上让你尴尬、难以启齿，却又很重要的问题。

产后 2 小时要注意的事

　　非常重要的第一个时间节点就是产后 2 小时。无论顺产还是剖宫产，产后的 2 小时都是产后出血的高发时期。在这个时间段，产妇会被安顿在产房或手术室的观察室继续严密观察生命体征，医学上把这两小时称为第四产程，是非常重要的时段。在这个时段，产妇最兴奋也最困顿，一方面为新生儿的到来而喜悦，另一方面也因生理和心理上全面的放松而感到疲劳。一些妈妈形容自己就像跑了一万里，浑身都痛。在这个时期，医生、护士都会严密观察产妇的血压、脉搏、呼吸、血氧饱和度、子宫收缩情况、阴道出血情况及会阴伤口有无血肿等。

通常,医护人员每 15~30 分钟会按摩产妇子宫并检查恶露的排出情况,产妇需要予以配合。如果在产妇肚脐周围触摸到呈球状、质硬的子宫,且阴道出血不多,则说明产妇子宫收缩良好,是正常的。对进行了剖宫产的产妇,医务人员会用沙袋放置于她的子宫上进行压迫,以达到减少产后出血的目的,通常会压迫 6~8 小时,医生会根据情况进行调整。

在产后留观的 2 小时内,顺产的产妇可以少量多次饮水和进食喜欢的食物以补充水、营养并促进排尿;剖宫产的产妇则暂不可以进食,并需要持续心电监护、吸氧,同时由专人监测产妇的各项指标。医务人员还会指导和帮助产妇完成和宝宝的第一次皮肤接触和哺乳,之后产妇就会被送回病房。

产后活动和体位

顺产的产妇产后即可以下床活动,但是活动时需要由家属搀扶进行,同时需警惕直立性低血压,注意防跌倒。产妇可以坐起,自主地从平车平移或者走到病床上,活动是没有限制的,并可以采取任何舒适的体位。原则就是保持会阴部清洁、干燥。如果外阴有伤口,应保持伤口干燥,尽量保持无伤口一侧侧卧位,以减少压迫感,以利于伤口愈合。国内目前会阴侧切的伤口一般在左侧,医务人员会告知产妇分娩的情况,指导其选择正确的卧位。

剖宫产产妇由于硬膜外麻醉尚未完全缓解,需要搬运到床上,注意不要牵拉到尿袋、输液等管路,同时保持用沙袋压迫子宫6小时。产妇可以正常靠枕头,对于感觉恶心的产妇可将头偏向一侧,以减少呕吐后误吸的风险。产妇的四肢活动是不受限制的,可以在保持沙袋不移位的情况下,活动四肢来放松肌肉。压迫子宫6小时后,如果产妇没有恶心等不适症状,床头可抬高30°,取半坐卧位,以减少腹部切口张力,缓解疼痛。剖宫产术后的运动可参考运动篇。

产后伤口、出血和疼痛

顺产后,如果产妇的外阴有伤口,助产士常规会在产妇外阴上敷一小块碘伏纱布,目的是预防感染。这块小纱布位于阴道口,不会填塞到阴道内,产妇不用紧张,可在第一次解小便前自行取掉。如果纱布自行脱落也没有问题,去除纱布并不会引起伤口的出血等问题,产妇和家属无须担心。医务人员会巡视和观察剖宫产产妇的腹部切口敷料是否干燥,有无渗血等异常。

产后观察产妇子宫收缩及阴道出血很重要。产后24小时内,医生、护士会多次来观察产妇子宫收缩及阴道出血情况。产妇卧床时,可以不穿内裤,只需在床上垫好卫生垫和卫生纸,污染时立即更换即可,确保会阴的干燥、清洁;产妇起床活动时,需穿内裤并使用卫生巾,保持个人卫生。产后出现阴道出血,常常让新手妈妈感到担心,不敢活动或限制活动。其实,只要出血量不超过正常的月经量,并且没有大的血块,产妇都可以在产后正常进行活动。

掌握产后阴道流血的规律,可以让妈妈更自信。产后阴道流出的血在医学上称为恶露,指产后随子宫蜕膜(特别是胎盘附着处的蜕膜)的脱落,血液和宫腔内的其他组织经阴道排出,是产妇在产褥期的临床表现,属于生理性变化。根据恶露的颜色、内容物和时间不同可分为血性恶露、浆液恶露和白色恶露。血性恶露出现在产后前 3 天,色鲜红、量多,有时伴有小血块;产后 4~14 天,血性恶露会转变为浆液恶露,色淡红;产后 14 天以后,浆液恶露会转变为白色恶露,一般会持续 3 周时间。正常的恶露有血腥味、无臭味。如果在产后 4~14 天,出血为鲜红色或仍伴有血块,甚至出现异味,则需尽快就医。此外,如果到 14 天后恶露仍有鲜红色血,也需要尽快就医。妈妈只要掌握每个阶段阴道流血的变化,就可以进行自我评估、自我监测。

很多产妇都非常困惑,被撑得那么大的子宫要怎样才能缩小、恢复呢?其实,子宫缩小是子宫复旧的结果。子宫复旧不是肌细胞数目减少的过程,而是肌细胞缩小,肌细胞胞质蛋白质被分解排出,胞质减少,裂解的蛋白及代谢产物通过肾脏排出体外,最后子宫就可恢复到孕前状态。所以，不要着急，产后只需要充分休息、适当运动，子宫就可以很好地恢复至产前状态。胎盘娩出后，子宫的宫底一般位于脐下1横指，子宫圆而硬，形成"安全球"。产后1日，因宫颈外口升至坐骨棘水平，使宫底稍上升到平脐。以后每日下降1~2cm。产后1周，宫底位于耻骨联合上2~3横指。产后10日降至骨盆腔内，这个时候如果还能在耻骨联合上方触及子宫，伴子宫压痛，则要考虑子宫复旧不良。妈妈们可以参考以上标准来自我评估。产后6周子宫可恢复到非孕期大小，即50~60g，容量只有5mL。简单来说，大家记住几个时间点，分娩后当天宫底在平肚脐或者脐下1横指，以后每天以1横指的速度下降，到产后10日不能触及就是正常的，如果还能触及同时恶露有鲜红的血，就要考虑是否有复旧不良的情况。

产后宫缩痛是痛不是病。除了切口痛以外，无论是顺产还是剖宫产，妈妈们还常常会感到下腹部阵发性疼痛，尤其是喂奶时疼痛会更明显，妈妈们就担心会不会是扯到伤口，影响子宫恢复，咨询是否要减少喂奶次数。其实这是产后宫缩痛。产后宫缩痛是在产褥早期因宫缩引起的下腹部阵发性疼痛。产后1~2日出现，持续2~3日自然消失。哺乳时，刺激乳头会反射性的刺激机体分泌内源性的缩宫素，缩宫素会引起宫缩痛和射乳反射。哺乳并不会引起伤口痛，只是引起子宫收缩的宫缩痛，因此，并不需要减少喂奶次数。疼痛时可以蜷起双腿，取侧卧位或者半卧位，用手轻轻按摩子宫底的地方几分钟后就可缓解。按摩时避开剖宫产切口处。生第二胎的产妇,产后宫缩痛会比生第一胎的产妇严重,原因是再次妊娠时子宫肌纤维牵拉得更长,就像一个吹过的气球,再次吹就容易吹得更大,回缩就要更有力才能恢复,子宫复旧时收缩更为剧烈,也更痛。妈妈们要有正确的思想准备。产后不宜使用热水袋或者暖宫贴来缓解宫缩痛,以免过度促进血液循环,而出现出血过多。但是如果伤口疼痛加剧则需要告知医务人员。

伤口疼痛持续时间因人而异,最快的十几天就不会再感到疼痛。由于剖宫产不是只有肚皮上这一个切口,里面的子宫下段、腹直肌层、前鞘层、腹膜层都有切口,只是这些切口在皮下,我们看不到罢了。如果产后伤口的疼痛加剧,要及时与医生沟通,以尽早发现并解决并发症。一般情况下,若恶露正常,妈妈则不需要太过担心,剖宫产的伤口要完全恢复到按压也不感疼痛的状态,一般需要半年左右的时间。

剖宫产后咳嗽常常会引起疼痛,产妇可以在剖宫产前先训练咳嗽的方法。腹部手术后换气功能改变会引起术后肺不张、肺炎等肺部并发症。由于肺泡萎缩,功能性肺组织减少,肺的顺应性明显下降,通气功能障碍。为了减轻术后咳嗽时引起伤口疼痛和减少伤口张力,术后应取坐位或半坐位,可以减轻腹部的张力,减轻疼痛。同时训练用双手或其他柔软物品在咳嗽时适当用力按压伤口。缓慢深吸气,屏气片刻后用力咳嗽,使气道分泌物从远处气道移向大气道,每日重复以上的动作 15~20 次,每次 2~3 分钟。咳嗽前务必将会阴部肌肉收紧,以保护盆底肌(详见产后盆底修复章节)。

产后会阴护理须知

1. 产后要多饮水、勤排尿   最好在产后 4 小时内排尿,不能超过 6 小时,否则膀胱会因过度充盈反而更难排尿,严重者会影响子宫收缩,引起子宫收缩乏力,导致产后出血,引发生命危险。产妇每次可以喝 100~200mL 的温开水,分多次饮用。分娩过程中,产妇膀胱因受压致黏膜水肿、充血、肌张力降低、对膀胱内压的敏感性下降,以及会阴伤口疼痛、不习惯卧床排尿等因素,而引起产后出现尿不出(尿潴留)、尿不净(残余尿增加)的问题。第一次解小便,产妇可以采用坐姿,选择一个私密的地方安静地排尿,以免因焦虑等引起排尿困难,同时还可以采用听流水声的方法诱导排尿。必须尽量解尽(所谓的解尽就是解完小便后没有还想解的感觉)。如果小便量相对少、没有解尽,除了会影响子宫收缩外,还可能会导致尿潴留的发生。如果实在无法排尿,可以求助医护人员的专业帮助,以避免膀胱过度充盈,影响子宫收缩或者引起泌尿系感染,如膀胱炎、肾盂肾炎等。如果产后出现尿频、尿急、尿痛、排尿困难,应考虑是否患有膀胱炎;如果出现一侧或双侧腰部疼痛、高热、寒战、恶心、呕吐,伴尿频、尿急、尿痛、排尿困难等临床表现,则应考虑是否患有肾盂肾炎。

产后，子宫复旧机制开始启动，子宫急剧地收缩和变小，子宫肌细胞胞质蛋白质被分解、排出，胞质减少，裂解的蛋白及代谢产物通过肾脏排出体外，这就是为什么产妇在产后往往尿多的原因。由于妊娠期体内潴留的过量水分经肾排出，所以很多产妇在产后最初一周内尿量会特别多。产后尿多是正常的生理变化，不丢人，妈妈们一定不要因为怕尿多而减少饮水。

剖宫产妈妈尿管拔掉以后也需要尽快小便。产后第一次排尿时，妈妈们可以尝试着在床上用便盆解小便。如果在床上解不出来或解不尽，可把床头摇高，在床上稍作休息，待没有头晕、眼花或任何不舒服的时候，再让家人搀扶到卫生间排尿。需要特别提示产妇的家人，一定要多加注意，避免产妇摔跤。

产后每日早、晚应用温开水清洗会阴，这样做不但可以保持皮肤清洁、舒适，而且可以预防感染。如果产妇患有阴道炎，可以根据医生所开的药液按比例加入温开水中进行清洗。清洗原则是从内到外，从上到下，从前往后，会阴伤口处应轻轻清洗，最后清洗肛门周围。一定要按照上述顺序进行清洗，以免将肛门周围的细菌带到会阴的伤口上引起感染。

2. 产后排便讲方法 由于分娩期排便次数多、进食少、产后卧床时间长等原因，产妇可能在产后 1~2 天都不排便，如果产妇本身没有出现腹胀等不适，也没有便意，可不必过分担忧，也不用过度干预，可以通过加强饮食，进食粗纤维饮食，多吃蔬菜、水果，养成定时排便习惯,早日下床活动,以促进肠蠕动、预防便秘、利于排便。此外,产妇不用担心排便时会造成伤口的裂开,可以正常排便。如果产后有大便干结症状,产妇可以使用开塞露,开塞露的使用不会影响母乳喂养。可以采取左侧卧位将药物挤压进肛门,使用开塞露后要变换体位,在床上多翻身,不要在使用开塞露后立即排便,要尽量延迟排便时间,以让药物与大便充分混合,更方便大便排出。大便后需用温水清洗会阴,以避免大便污染会阴伤口。

3. 勤换衣物　产妇在产后常常会发现自己出汗很多,其实这是很正常的。产褥早期,由于身体内激素的变化,体内过多的水分将被排出,此时,产妇皮肤排泄功能旺盛,会排出大量褥汗,以夜间睡眠和初醒时较为明显,产后 1 周内会自行好转。需要注意的是,一旦发现产妇汗湿衣裤,应及时更换,以避免着凉,提高舒适度。

4. 理性看待体温变化　产后,产妇的体温多数正常。但是有产妇由于产程长致过度疲劳,而在产后最初 24 小时内出现体温略升高的情况,一般不会超过 38℃。产妇泌乳热多见于产后3~4 日,是因乳房血管、淋巴管极度充盈,乳房胀大,产妇体温可达 37.8~39.0℃,一般持续 4~16 小时即会下降,属于正常现象。产妇分娩 24 小时至产后 10 天内,每天应用口表测量体温 4 次,间隔时间 4 小时,其中若有 2 次达到或超过 38℃,就要高度警惕产妇是否有产褥感染。产褥感染指产后内生殖道受病原体侵袭而引起局部和全身的炎性变化。除了发热,如果产妇同时伴有疼痛、异常恶露,则需要尽快就医。

5. 产后饮食有讲究   产后的妈妈们为了给宝宝提供充足的母乳,便让自己进入了放开肚皮吃的阶段,却总是没有胃口。尤其是顺产后1~2日,妈妈们常会感觉口渴,喜进流食或半流食,但食欲却不佳。这是因为产妇产后会大量出汗,流失很多的水分,同时胃酸分泌减少,胃肠肌张力及蠕动力减弱,孕期高孕激素水平,也会引起胃肠道平滑肌的松弛,使蠕动减少。此外,产后卧床时间长,缺少运动,肠蠕动减弱,腹肌及盆底肌松弛,会阴伤口痛、腹部切口痛和痔疮痛等因素都会导致便秘、肠胀气。这种情况会持续1~2周。适当的运动可以促进食欲的恢复和康复。

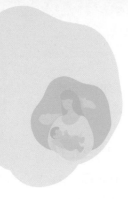

"坐月子"小课堂

什么是"坐月子"

民间所说的月子其实就是医学上的产褥期,产褥期是从胎盘娩出至产妇全身各器官(除乳腺外)恢复或接近正常未孕状态的一段时期,一般需要6周,是女性生理功能恢复的时期。产后,妈妈们的每个器官都在努力地恢复,胎盘娩出后的子宫逐渐恢复至未孕状态的过程医学上称为子宫复旧。反之,乳房却在增大,为哺乳做准备,我们将在母乳喂养章节进行详细解说。

"坐月子"很必要

在此期间,注意保健,好好休息、适度运动,重视生理和心理健康,照顾婴儿的同时也要关爱自己,平衡好自己和家庭、朋友的关系,确保让除乳房以外的各个脏器恢复到未孕状态。这一时期,产妇的保健(生理保健、心理保健)非常关键,大家一定不要忽视。

"坐月子"新观念

来自网络和各种渠道的关于"坐月子"的不同知识总是困扰着妈妈们，究竟该听谁的好呢？下面我们就来为您详细解答。

1. 科学"坐月子"，不要被"老思想"左右　传统强调"坐月子"期间不能洗脸、洗头，更不能洗澡，必须戴帽子，否则以后会落下掉发、关节疼痛的毛病。其实，这种说法是因为在古时候生活水平低下，房屋保暖性差，热水供应不方便，洗浴的环境很难保证温度，而产妇产后褥汗大、毛孔开放，很容易在洗浴的时候着凉，故而有这些说法。但是现在，我们有充足的热水供应，又有吹风机、浴霸和暖气的加持，洗脸、洗头和洗澡也不用再担心着凉了，妈妈们宜每天早、晚洗脸、梳头，以改善出汗带来的不适。妈妈们可以照常敷面膜，只需要在使用前用热水将面膜稍微加温，注意保暖即可。

2. 洗澡有讲究　产后可以洗澡，不过要注意控制洗澡的时间，不要过长以免引起虚脱，同时还要注意衣着厚度适中，洗完澡记得吹干头发。

顺产产妇，产后当天即可在身体条件允许的情况下进行淋浴（避免盆浴），但应避免跌倒，并且沐浴后要保持会阴干燥；剖宫产产妇，产后 14 天，待腹部切口愈合后可以淋浴，但应避免盆浴。

3. 适当运动很必要　传统"坐月子"强调产妇要在床上多

躺,不宜劳作。在古代,由于物质资源匮乏,妇女在孕期或是产后都要承担很重的劳作,因此老一辈从保护产妇的角度来说才嘱托其在月子期间要在床上多躺,不要过早劳作。时至今日,随着社会进步,重体力劳动已逐渐减少,妇女的工作强度不大,家务不繁重,适度运动是必须的。产后适度运动可以促进恶露排除、预防血栓发生。所以月子期间产妇一定要下床活动,避免一直躺在床上,要劳逸结合,保持适度的运动量。

4. 口腔健康需注意 传统"坐月子"强调月子期间不能吃水果,否则会牙酸、掉牙。这是由于古时候,人们口腔保健意识差,不是所有人都有刷牙的习惯,在吃水果或者大鱼大肉后如不注意口腔卫生,牙齿就容易发酸、疼痛。因此,不是水果让牙酸,而是因为口腔清洁度不够。所以,妈妈们可以放心地吃水果,只是餐后都要注意口腔清洁。建议产妇每天早、晚都要用温水刷牙,每次用餐后也要用温水漱口,以去除口腔中的食物残渣,维护口腔健康。人的牙齿适宜在 35.0~36.5℃ 的温度下进行正常的新陈代谢。妊娠和分娩后因受雌激素的影响,孕产妇的牙龈很容易出血。温水是一种良性的口腔保护剂,用这样的水漱口,既利于牙齿,又利于咽喉和舌头,还利于清除口腔里的细菌和食物残渣,可使口腔保持一种清爽、舒服的感觉。应避免经常给牙齿骤冷、骤热的外界刺激,以避免牙龈出血、牙龈痉挛或其他牙病的发生。

5. 营养摄入要适量 传统"坐月子"强调要多吃才利于恢复,尤其是要多吃肉,多吃蛋。这也是有一定历史背景的,在经济条件不好的年代，人们吃不饱饭，在产后第 5~7 天，娘家人就会准备米、面、鸡蛋等食品和一块衣料前往探望，称"送祝米"，以照拂自家女儿，保证其在月子期间吃得到肉和蛋，利于身体恢复，送祝米送来的食物也是产妇独享的。就当时的生活水平而言，肉和蛋是最能补充蛋白质的营养食物之一。但是现在人们生活水平提高了，每天都像过年，只有营养过剩的，没有吃不饱的，所以，为了产后能恢复身材，在月子期间其实正常饮食就可以了，忌大补，且还需要强调进食适量的蔬菜和水果。

6. 闭窗、捂汗不可取　在排除泌乳热和产褥感染后，如果产妇仍在发热，尤其是在夏天，要警惕产褥中暑。产褥中暑是指在产褥期，因高温环境中体内余热不能及时散发，引起中枢性体温调节功能障碍的急性热病。表现为高热，水、电解质紊乱，循环衰竭和神经系统功能损害等。此病起病急骤，发展迅速，处理不当会留下严重的后遗症，甚至死亡。因此，一定要摒弃不开窗、捂汗等老传统。如果产妇在产后 24 小时内体温仍高于 38℃，首先应进行开窗通风，每天至少 3 次，每次不少于 30 分钟，以保持室内适宜的温度，只要保证产妇及宝宝不在窗口、风口上就可以。同时，应叮嘱产妇多饮温水，避免穿过多的衣服或盖过厚的被子，保证充分的休息。经过以上处理，即可避免脱水热和产褥中暑。

2 产后伤口处理不发愁

无论是顺产还是剖宫产的产妇，都十分关心自己的伤口该怎样护理。

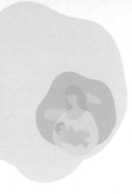

伤口缝合和愈合的小秘密

顺产伤口是怎样缝合和愈合的

目前在临床上使用的缝合线一般都是可吸收线,可以让瘢痕变小,愈合后更美观,同时,不需要拆线,免去拆线的疼痛和奔波。临床上,会阴侧切一般用快薇乔线,它是吸收时间最短的线,初始张力等于丝线,张力支撑时间10天,吸收时间是42天,不用拆线,通过水解的方式吸收。这种线可以满足外阴伤口愈合的5~14天的自然愈合时间,所以妈妈们不用担心会出现伤口还没长好,线就已经吸收了的情况。如果有特殊情况,助产士和医生会专门交代拆线。

很多产妇对顺产分娩时的侧切心有余悸,非常关心产后外阴、阴道的伤口多久可以愈合。会阴部皮肤薄且敏感,对疼痛敏感,同时血液循环丰富,会阴皮肤表层伤口一般5~7天愈合。会阴部若仅有轻度撕裂者均能在5~7天完全愈合。会阴侧切切口处的肌层大概7~14天愈合,这部分组织致密且有纤维组织,对缝线刺激敏感,如果缝线部位反应大,会出现排线头、吐线的情况。顺产后产妇可以选择健侧卧位,更利于会阴切口愈合。产后要保证切口干燥,避免恶露浸泡切口,更利于切口愈合。坐姿可以取半侧坐位,产妇可以将右腿卷放于左侧臀下,使切口悬空,避免压迫造成疼痛。

剖宫产伤口是怎样缝合和愈合的

剖宫产伤口无论是横切口还是竖切口,缝合的层数基本一样,如子宫的缝合一般要缝两层,首先要缝子宫体切口的肌肉全层、接下来是子宫体的浆膜层,而腹壁的缝合主要是缝合腹膜(大网膜)、腹直肌、腹直肌前鞘、皮下脂肪组织及皮肤层,其中皮下脂肪层是腹壁脂肪层比较厚的妈妈需要缝合,比较瘦的妈妈不用单缝这一层。所以,剖宫产切口需要缝合 6~8 层,一般剖宫产需要缝合 7 层。

剖宫产缝皮肤时,医生有可能选择可吸收线,缝线一般 70 天吸收,不需要拆线。也可能选用整形美容的皮内缝合法,配合使用不可吸收线 PEOLENE 线(扣线),这种线是聚丙烯材质的,组织反应极小,需要拆线。横切口一般在术后 4~5 天拆除,竖切口一般在术后 7 天拆除。扣线拆线方法简单,抽出来就可以,不会很痛。由于扣线被拆除了,所以就减少了异质性,避免了组织吸收排异的过程,更利于伤口的美观。如果有特殊情况,医生会专门交代。

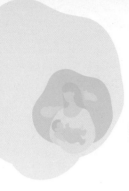

如何科学护理伤口

如何护理会阴伤口

由于会阴侧切口距肛门较近，愈合早期容易受到尿液、恶露、大便污染，容易造成切口感染或愈合不良。有研究显示：会阴切口感染率为 0.49%~10.42%。一旦发生切口感染，产妇及家属要正确对待，尽快就医，积极配合治疗。切口感染的因素与患者的体质指数（body mass index，BMI）偏高、妊娠并发症、阴道检查次数多、第 2 产程延长、胎膜早破、生殖道感染、阴道助产、血肿及高龄等因素密切相关。如果有以上相关因素的产妇，产后要注意加强会阴部的护理，预防感染，及早发现切口愈合不良。有感染风险因素的产妇，在产后可以遵医嘱口服抗生素预防感染。产后在伤口处外敷碘伏纱布。指导卧位，保持会阴干燥、清洁。产后加强会阴冲洗和理疗。

如何护理剖宫产伤口

剖宫产伤口没有必要每天换药。创伤修复的基础是再生，肉芽组织的数量、质量好坏是关键。消毒液不仅可以杀灭病原微生物，同时还会改变伤口组织的外环境，影响伤口愈合。因此，不宜用消毒剂反复给伤口消毒，频繁换药可导致患者反复疼痛刺激、内分泌系统激素水平改变，造成伤口肌肉紧张，微循环紊乱，使组织修复所需的氧气及营养物质减少，从而影响创面愈合。当然，如果伤口渗出液多或者出血多，则需要及时处理。

产妇伤口愈合的评估有以下 3 种级别：①甲级愈合，伤口无红肿、压痛及硬结，伤口分泌物无异味；②乙级愈合，伤口皮肤发红、压痛或有硬结，伤口分泌物有轻度腥臭味；③丙级愈合，伤口局部组织压痛、红肿，伴有脓液或渗液，伤口裂开，伤口分泌物有明显腥臭味。如果产妇伤口皮肤有发红、压痛或有硬结，且伴腥臭味，需要及时到产科门诊就诊。

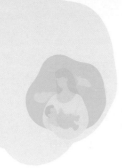

产后使用腹带的争议

对于产后是否应使用腹带的说法多种多样，其中一种观点是很多产妇为了让臀部和腹部恢复到未孕状态，在产后将腹带绑得非常紧，以致打开时都会出现很深的压痕；另一种观点是产后不能使用腹带，尤其是在进行剖宫产后，使用腹带会影响切口的愈合。其实，这两个观点都有些过激。

产后产妇的腹部和臀部均不可能完全恢复到未孕状态，脏器的复旧也需要时间，即大部分的脏器（除了乳房以外）均会在产后42天得到修复。因此，不必急于求成，要遵循自然规律。产妇在产后卧床时不需要用腹带，下床活动时可以使用腹带，但松紧以舒适为宜，腹带仅起到固定盆腹腔脏器（尤其是子宫）、降低剖宫产切口张力、减轻疼痛的作用。应该避免过度捆绑，腹带绑得过紧会增加盆底的压力，不利于盆底组织的修复，反而易引起子宫脱垂。大小适宜、松紧适中的腹带才不会引起伤口血液循环受阻，产后可以使用。

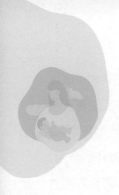

特殊伤口的管理办法

患阴道炎产妇的伤口管理

阴道炎症是增加会阴伤口感染的重要因素之一,患阴道炎的产妇的会阴部伤口较无阴道炎产妇的切口更容易出现伤口愈合不良。正常育龄期女性其阴道内具有乳杆菌属和大肠埃希菌等,其中乳杆菌能产生乳酸进而调节阴道内微酸环境,起到阴道自净作用。怀孕后机体内雌激素维持在高水平,阴道内环境发生变化,表现为阴道局部黏膜发生轻度充血及水肿、糖原合成增加,导致孕期阴道炎发病率高于非孕期。研究表明,妊娠期的细菌性阴道病发生率约为 20%,显著高于非妊娠期妇女。妊娠期外阴阴道念珠菌病阳性率为 38.4%。妊娠合并阴道炎时,阴道分泌物增多,阴道内环境变化,阴道黏膜红肿、充血,影响会阴伤口愈合。建议孕期进行常规性阴道分泌物检测,及时诊断并积极治疗阴道炎。

对于有霉菌性阴道炎的产妇,手术缝合后给予预防性治疗,即于切口处放置硝呋太尔制霉菌素阴道软胶囊,每粒胶囊含硝呋太尔 500mg、制霉菌素 20 万单位、睡前阴道给药,连用 7 天。硝呋太尔制霉菌素阴道软胶囊是复方制剂,具有干扰致病微生物糖代谢,产生广谱抗微生物作用。硝呋太尔为硝基呋喃类衍生物,有抗滴虫、抗白色念珠菌和其他细菌的功效。而制霉菌素可破坏人真菌细胞膜的通透性,起到抗真菌作用。硝呋太尔和制霉菌素具有协同功效,对于混合性阴道感染,具有保护阴道乳酸杆菌,促进阴道内环境平衡恢复,从根本上杜绝阴道炎反复发作的作用。同时,药物作用在阴道局部,安全高效。硝呋太尔制霉菌素阴道软胶囊可以在患者切口上形成保护层,防止阴道分泌物及外部细菌的刺激,促进创面血液循环,从而有利于切口愈合。

高龄产妇的伤口管理

高龄产妇容易出现会阴伤口愈合不良。由于高龄产妇骨盆各韧带及盆底组织坚韧伸展性差,妊娠并发症多,易出现继发宫缩乏力、产程长,产后机体抵抗力、组织愈合能力相对较差,容易导致伤口愈合不良。家庭做生育计划应该尽早,同时,高龄的女性在分娩前还应加强身体锻炼,尤其是柔韧性的锻炼。

肥胖产妇的伤口管理

肥胖产妇易出现伤口愈合不良。产妇应该调整饮食,不要太过油腻,应该多摄取高蛋白、高维生素食物。脂肪液化是术后脂肪组织发生的无菌性坏死,形成较多渗液,影响切口愈合。多发生在术后 5~7 天,部分患者于常规检查切口时发现敷料上有黄色渗液,按压切口皮下有较多渗液。切口愈合不良,皮下组织游离,渗液中可见飘浮的脂肪滴。切口无红肿及压痛,切口边缘及皮下组织无坏死征象。此外,无其他自觉症状。对于肥胖患者,若皮下脂肪组织过厚,估计有脂肪液化的可能,医生会放置橡皮片于产妇皮下引流坏死物和渗液,一般 24~48 小时后拔除。对这部分患者术后可以红外线照射切口,保持切口的干燥。同时,应避免出汗太多,腹壁脂肪太多的患者,尽量避免长时间保持坐位,以免影响切口的血液循环,应该尽量暴露伤口,保持通风透气,有利于预防切口脂肪液化的形成。但是对于体质指数太高或者糖尿病血糖控制不良的产妇,腹部脂肪太厚,为了避免切口愈合不良,不建议使用美容缝线,可以考虑选用抗菌缝线。

贫血、低蛋白血症产妇的伤口管理

贫血、低蛋白血症产妇的伤口容易发生伤口愈合不良,需要格外注意。贫血、低蛋白血症会影响蛋白及胶原的合成,使切口局部组织愈合力减低而造成切口不愈甚至裂开。因此,应注意纠正贫血与低蛋白血症,产妇应进食高蛋白饮食,必要时输血与输白蛋白,以促进伤口愈合。

糖尿病产妇的伤口管理

除了患贫血、低蛋白血症产妇的伤口容易发生愈合不良外，患妊娠期糖尿病的产妇也容易出现伤口愈合不良。妊娠期糖尿病会增加胎儿宫内窘迫、死产、巨大儿的风险，这会加大会阴裂伤和腹部切口大的风险。其次，由于糖尿病患者体内蛋白质、糖、脂肪代谢紊乱，机体抵抗力下降，微血管病变导致血液循环障碍，体内高糖环境为病原菌滋生提供条件，更容易出现切口愈合不良。产妇空腹血糖值越高，发生切口感染的概率越高。因此，血糖控制情况是妊娠期糖尿病产妇术后是否发生切口感染至关重要的因素。所以，患妊娠期糖尿病的孕妇必须严格控制体质指数，合理饮食，规律运动，提高自身抵抗力，定时产检及合理用药，以维持血糖正常。

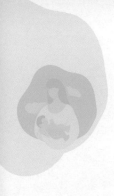

产后发生会阴切口裂开怎么办

　　如果在产后发生会阴切口裂开,产妇往往很紧张。产妇应先稳定情绪,注意卧位,卧床休息,配合医生分析导致切口裂开的原因,配合医生依切口裂开原因及裂开程度的不同作出相应的治疗护理方案。合理膳食,加强营养,进高营养饮食可促进伤口愈合,必要时接受全身支持治疗。保持会阴部清洁,防止污染。需行二次缝合者,应配合医生进行缝合,以积极心态应对。

3 产后营养很重要

产后饮食想要既营养又不长肉其实并不难。

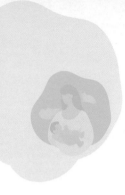

产后怎么吃才能科学又营养

顺产后 1 小时内产妇可以进食流食或清淡的半流食,食物种类可按照产妇的意愿选择,采取少食多餐的形式。由于产妇需要哺乳,故需多进食蛋白质和水分含量高食物,并应适当补充维生素和铁剂,以摄取足够的热量、水分和营养。

哺乳期是否需要刻意增加营养

产后妈妈们不需要刻意增加过多的营养,只需要每天增加 500kcal(2 093.4kJ)的热量即可。其中蛋白质应占 13%~15%,脂肪占 20%~30%,碳水化合物占 55%~65%。对于刻意增加的热量,如果不经过运动,这些热量就都会无情地变成产妇身上的脂肪,爱美的哺乳期妈妈们要注意啦!

产后应该如何吃

传统的"坐月子"提倡需静卧、多进食。原因是古时物产资源不足，"坐月子"是对女性的保护，也是提高新生儿存活率的必要手段。此外，因生产次数较多，母亲的营养储备不足或不能恢复到最佳状态便又怀孕，因此月子期必须大补。产妇平时耕作辛苦，月子期间多卧床休息，调养好身体，利于促使生殖器官和机体尽快恢复。

常有新手爸妈咨询医生，产后吃热食好还是冷食好？什么食物对哺乳期的妈妈是最好的？就地域来说，中西方的饮食习惯非常不同。西方国家秉承着游牧民族、航海民族的文化传统，以渔猎、养殖为生，以采集、种植为辅。西方人的传统饮食习俗以动物性食料为主，主食是肉类，辅食是蔬菜。高热量、高脂肪类的饮食结构适应于高纬度的地理和气候。中国人的传统饮食习俗则以植物性食料为主，主食是五谷，辅食是蔬菜，外加少量肉食。形成这一习俗的主要原因是中原地区以农业生产为主要的经济生产方式。以热食、熟食为主，也是中国人饮食习俗的一大特点，吃饭要吃热的，喝水要喝热水。这和中国文明开化较早和烹调技术较发达有关。

此外，在中国因为南北地域的不同也存在饮食差异，如北方吃面食、小米居多，南方吃大米居多。不用纠结哪种饮食文化好，毕竟，一方土地养一方人。产后饮食与地域、文化、季节、气候、个人爱好都有关，并没有绝对的好坏之分，只有喜好和适宜之分。

不同地域可以选择易于获得、新鲜、当季的食物来食用。北方"坐月子"时，主要吃面食和喝粥，如多以大米粥、小米粥、馒头搭配黑芝麻、炖鸡、炖鱼、炖猪蹄等。另外，鸡蛋也是北方"坐月子"的必备食物之一，鸡蛋配红糖就是一个典型的组合。而南方"坐月子"时，饮食多以米饭和汤食为主，如母鸡汤、鲫鱼汤、排骨汤及猪蹄汤等，沿海地区喜好鱼羹等。

如今，物资充足，物流便捷，各种肉、禽、蛋、奶以及蔬菜、水果都能轻而易举得到，从而满足了妈妈们的营养需求。在这种情况下妈妈们要注意均衡饮食、不要进补过度，以免营养过剩，形成肥胖，反而不利于健康。无论何种食物的选择，对于在不同季节分娩的妈妈，应当选择当季最新鲜的食物食之。产后妈妈要确保食物新鲜、应季、多样化。产后食养以调补气血、促进产妇机体恢复及促进乳汁分泌为目标，并遵循饮食宜淡、宜食糜粥、饮食宜温、饮食有节4个原则。

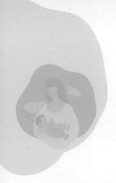

产后饮食原则

1. 精 指量不宜过多。产后过量饮食能让产妇在孕期体重增加的基础上进一步肥胖，对产后恢复没有好处。如果母乳喂养奶水多，可适量比孕期稍增加，但最多增加 1/5 的量。如果奶量正好够宝宝吃，则与孕期等量即可。

2. 杂 指食物品种多样化。产后进食品种要丰富、营养要均衡。除了明确对身体无益和吃后可能会过敏的食物外，荤素菜的品种应尽量丰富多样。

3. 稀 指水分要多一些。乳汁的分泌是产妇产后对水分需求量增加的原因之一。此外，产妇大量出汗，体表的水分挥发也远大于平时。因此，产妇饮食中的水分可以多一点，如多喝汤、牛奶、粥等。

4. 软 指食物的烹调应以细软为主。产妇的饭要煮得软一点，少吃油炸食物，少吃坚硬、带壳的食物。很多产妇产后会出现牙齿松动的情况，过硬的食物对牙齿不好，且不利于消化、吸收。

月子期食物的选择有讲究

顺产后的饮食

对于顺产产妇,饮食无禁忌。正常分娩后,应及时给予产妇适量、易消化的半流质食物,如红糖水、藕粉、蛋羹、蛋花汤等,之后逐渐可过渡到正常饮食。

剖宫产术后饮食

对于进行剖宫产的产妇,剖宫产术后第 1 天,建议进食咸味的流质食物,忌食牛奶、豆浆等可导致胀气的食物,之后逐渐过渡到普通膳食。在整个产褥期,应加强产妇对蔬菜与水果的摄入,要保证多种维生素、矿物质、膳食纤维的摄入量。

如何选择食物

可以根据如下搭配来进行每日食物的摄取:牛奶 250 ～ 500mL,瘦肉类(包括鸡、鱼、虾)200 ～ 300g,鸡蛋 4~6 个,

豆制品 50 ～ 100g,绿叶蔬菜 500 ～ 750g,谷类(粗细搭配)
500 ～ 750g,水果 250 ～ 500g。产后妈妈可根据自身情况进
行调整。

营养专家建议

1. 食物种类应该多样化 每天 4~5 餐,粗细搭配,每天食
用一定的粗粮,如适当摄入一定的小米、赤小豆、杂豆等,每天
300~500g,不可过量。

2. 摄入充足的优质蛋白质 如肉类、鱼类、禽类、海产品等,
要比孕前增加 80~100g,每天摄入总量为 220g,必要时也可用
大豆及其制品代替。

3. 多吃富含钙质的食物 如乳及乳制品(如牛奶、酸奶、奶
粉、奶酪等),以及小鱼、小虾米、芝麻酱、深绿色蔬菜及豆类。

4. 多吃富含铁的食物 如动物肝脏、肉类、某些蔬菜(油菜、
菠菜等),每周食用 1~2 次动物肝脏(猪肝 85g 或鸡肝 40g)。

5. 摄入足够的新鲜蔬菜、水果 推荐每天 500g 以上。

6. 摄入足够的含碘食物 如鱼类、贝类、海带、紫菜,每周至
少摄入 1 次,在烹调时可加碘盐。

7. 注意烹调方法 动物性食品（畜、禽、鱼类）应采用煮或煨，加工蔬菜时，应尽量减少维生素 C 等水溶性维生素的损失。

产后常规推荐食物

1. 鸡蛋 鸡蛋可以补充蛋白质，促进乳汁分泌。鸡蛋含有人体最容易吸收的蛋白质，被人们称作理想的营养库，富含钙、磷、铁、维生素 A、维生素 B、维生素 D 等。此外，鸡蛋中还含有多种人体必需的营养素，卵磷脂、卵黄素等，有助于减轻产后抑郁；鸡蛋因蛋白质、氨基酸、矿物质含量高，人体消化、吸收率也很高。

鸡蛋最佳的使用方法为蒸着吃或煮着吃，蒸鸡蛋羹或煮蛋花汤是很好的食用方式。鸡蛋搭配奶类、蔬菜食用，可以营养互补；鸡蛋要高温加热后再吃，吃生鸡蛋或用开水冲鸡蛋吃都不利于人体健康。一定要食用新鲜的鸡蛋，不要吃毛鸡蛋或臭鸡蛋。

2. 鲫鱼 鲫鱼营养丰富，味道鲜美，蛋白质含量高，清炖鲫鱼汤是很好的催奶食品。鲫鱼蛋白质含量丰富，并含有钙、磷、铁等矿物质，脂肪含量少，肉质细嫩，吃起来鲜而不腻，是产后催乳的首选食材。鲫鱼适合因疲劳过度而身体瘦弱、倦怠乏力、抵抗力低下的产妇补养所用。

鲫鱼一般适合整条烹调，在炖鲫鱼汤时，可先用油将鲫鱼煎一下，再加凉水，小火慢炖，这样鱼肉的香味就会逐渐溶解到汤里，整个汤会呈现乳白色，味道十分鲜美。需要注意的是，鲫鱼在烹调前一定要洗净，去除鱼肚内的黑色腹膜，这样不但可以去腥，还能避免有害物质的摄入。

3. 小米　小米具有滋阴、养血的功能，能帮助产妇在产后恢复体力；同时，小米也有健脾和中益肾气等功效，是缓解产妇产后脾胃虚弱、食欲缺乏、呕吐、反胃等症状的良品。小米中的维生素 B 还能促进乳汁分泌，产妇应多吃小米，以给宝宝提供更多的乳汁。

小米最好和黄豆或肉类食物混合食用，可提高小米中蛋白质的利用率，补充小米中氨基酸的不足，但产妇产后不宜以小米为唯一主食，应注意搭配，以免营养失衡。小米粥能帮助人安然入睡，睡前喝小米粥，可以让产妇睡得更好。

4. 黑芝麻　黑芝麻含有丰富的维生素 E、亚油酸、芝麻素、铁、烟酸等，营养价值极高。产后产妇应常吃黑芝麻，可改善血虚、乳汁不足、肠燥便秘等症，还可以延缓衰老，润肤乌发。黑芝麻最佳的食用方法是炒食，炒制时千万不可炒煳，还可以生嚼、煮食、磨浆、做糕点等。芝麻仁外面有一层硬膜，碾碎后食用才能保证营养充分吸收，脾胃虚寒、消化功能不好、经常腹泻及过敏体质者禁食。

5. 红豆　红豆具有补血、增乳的作用。红豆富含蛋白质、膳食纤维、维生素 B 和各种矿物质，营养价值比较高，是产后进补的理想食材,不但能缓解水肿、增强体质,还可以补血增乳、预防产后贫血。可以将红豆煮汤喝,也可以做成豆沙包、红豆饭、豆沙糯米团等,还可以熬制红豆粥来喝。由于红豆有利尿作用,尿多者应少食。

推荐饮食搭配:莲子红豆粥,取红豆200g,莲子、百合各15g,冰糖、陈皮适量,一同熬制。

6. 乌鸡　乌鸡自古享有"药鸡"之称,可达到气血双补的功效,其富含锌、铁,具有极高的食疗价值,被称为"名贵食疗珍禽"。产后产妇吃一些乌鸡,可以有效防治缺铁性贫血,对产后气血两虚、肝肾不足的女性而言,绝对是滋补佳品。雏鸡可采用炖、烧、煮等多种烹饪方法,炖煮时使用砂锅小火慢炖效果最好。

推荐饮食搭配:乌鸡加枇杷煮汤,可起到润肺的作用;乌鸡加山药炖汤,可起到养阴退热补中的作用;乌鸡加红豆炖汤,可起到补血养颜的作用。

7. 猪肝　猪肝是理想的补血佳品,猪肝可补铁、补血,且猪肝中含有维生素 B_2,能促进产后产妇子宫的恢复,猪肝中还含有一般肉类食品所没有的维生素 C,能增强产妇的抵抗能力,抗氧化、防衰老。

买回的鲜猪肝不要急于烹饪,应先用白醋泡水、清洗,然后放在水中浸泡 30 分钟之后烹调。猪肝可以卤着吃,也可以爆炒,但一定要注意爆炒时需用淀粉上浆,以便更好地保护其中的营养成分,吃起来也更柔嫩可口。

推荐饮食搭配:猪肝加菠菜,可起到防治贫血的作用;猪肝加胡萝卜可达到明目养肝的作用。

8. 莲子　莲子是调补产后五脏虚损的食材,莲子中有一个青绿色的胚芽,称为莲心,虽带有苦味,却有极高的药用价值。产妇常见心烦、心悸、失眠、多梦等心脾两虚症状,均适合服用莲子来改善。

莲子是公认的老少皆宜的滋补佳品,其吃法有很多,可用来配菜、做羹、炖汤、做糕点等,也可以与其他药食搭配。莲子每日的食用量以 30~50g 为宜,产后产妇最好不要吃生的莲子。

推荐饮食搭配:莲子加人参,可达到健脾益气、涩肠止泻的作用;莲子加芡实,可起到补肾益气、固精养血的作用。

9. 莲藕　莲藕有去瘀生新的作用。莲藕中含有丰富的维生素 K,具有止血的作用,适合产后出血的人群。莲藕可增进食欲,帮助消化,促使产妇乳汁分泌,有助于新生儿的喂养,并且还可以缓解便秘、健脾益胃、润燥养阴、行血化瘀、清热生乳。做莲藕不宜用铁锅,不然莲藕易发黑,营养价值会降低,味道也不好,烹调莲藕时也不宜蒸煮太长时间,否则会失去脆感,并损失维生素 C。

推荐饮食搭配:莲藕加猪肉,可起到强身健体的作用;莲藕炖冰糖,可起到健脾开胃的作用。

10. 山药 山药可起到补虚健脾促消化的作用。山药能够供给人体大量的黏液蛋白，减少皮下脂肪沉积，含有的水溶性纤维容易产生饱腹感，可控制食欲、促进消化，消化酶能促进淀粉的分解，加速新陈代谢。山药还健脾养胃，适合产后食用。

推荐饮食搭配：山药炖排骨，可改善体质、消除疲劳；山药炖羊肉，可起到滋阴补虚的作用。

11. 莴笋 莴笋是通乳下奶的"千金菜"，莴笋极富营养，含有抗氧化物、维生素、膳食纤维及钙、钾、磷多种矿物质，具有利五脏、通经脉、清胃热、清热利尿的功效。莴笋还是产妇产后通乳下奶、促进胃肠蠕动、改善睡眠的好助手，产妇经常食用，有助于消除产后紧张情绪。

把莴笋带皮切片，煮熟喝汤，睡前服用具有助眠功效。莴笋怕咸，盐要少放才好吃。莴笋焯水时一定不要时间过长，温度过高，否则会使莴笋绵软，吃起来不清脆。莴笋性凉，产后不可过量生食。

推荐饮食搭配：莴笋加木耳炒，可防治高脂血症、糖尿病、心血管病；莴笋和红萝卜同炒，可起到强心健体的作用。

12. 木瓜 木瓜有健脾通乳的作用。木瓜中特有的木瓜蛋白酶，能帮助消化蛋白质，有利于人体对食物进行消化和吸收、防治便秘，因此有健脾消食的功效。木瓜中的凝乳蛋白酶有通乳作用，可以刺激乳腺分泌乳汁，青木瓜排骨汤、木瓜炖雪蛤都是众所周知的催乳食疗方。

蔬菜水果含有丰富的维生素 C 和各种矿物质、膳食纤维,有助于消化和排泄,还可增进食欲。因此,产后可酌情增加新鲜的蔬菜和水果。

产后食补食谱

1. 花生大米粥

原料:熟花生仁 50g,低脂鲜牛奶 250mL,大米 150g,白糖少许。

制作:先将大米放入锅里煮粥,煮熟时加入花生仁和低脂鲜牛奶,拌上白糖即可。每天分 2 次,早、晚各 1 次喝完。

营养小秘密:花生仁性平味甘,可以醒脾益气,润肠通便。具有催乳、止血及补血的功效。

2. 鲫鱼鲜汤

原料:鲜鲫鱼 500g,通草 6g,精盐少许。

制作:先把新鲜鲫鱼去鳞、除去内脏,再加上通草煮汤,每天吃鱼喝汤两次,连喝 3~5 天。

营养小秘密:鲫鱼能和中补虚、渗湿利水、温中顺气,具有消肿、利水、通乳之功效;通草也可通气下乳,以鲫鱼相配时效果更佳,但鲫鱼汤宜淡食。

3. 黑木耳煮粥

原料:黑木耳 15g,红枣 15 枚,粳米 50~100g。

制作:黑木耳用温水泡发洗净,三者一并煮熬成粥,放入冰糖或红糖,日服两次。

营养小秘密:本品能益气补血,适用于产后失血较多、头晕目眩、唇白甲淡、面色发白、脱发者。

4. 桂圆红枣小米粥

原料:小米 150g,红枣 30g,桂圆肉 35g,枸杞 10g。

制作:砂锅中注入水烧开,放入洗净的小米、红枣、桂圆、枸杞拌匀。盖上盖,烧开后用小火煮约 30 分钟至食材熟透。关火后盛出煮好的小米粥,将其装入碗中即可。

5. 蜂蜜玉米汁

原料:鲜玉米粒 100g,蜂蜜 15g。

制作:取榨汁机,将洗净的玉米粒装入搅拌杯中,榨取玉米汁。将榨好的玉米汁倒入锅中,大火加热,煮至沸。加入蜂蜜,搅拌,使玉米汁味道均匀。盛出煮好的玉米汁,装入杯中,放凉即可饮用。

6. 胡萝卜玉米排骨汤

原料:排骨 300g,玉米段 200g,去皮胡萝卜 100g,姜片

10g,葱花 10 克,盐 3g,陈醋 3mL,料酒 4mL。

制作:胡萝卜切块,排骨装碗,倒入料酒拌匀,腌制 10 分钟去除腥味。取出电饭锅,倒入排骨、胡萝卜、玉米段、姜片、盐和陈醋。加水没过食材,盖上盖,煮 150 分钟至食材熟软入味。打开盖子,断电后将煮好的汤装碗,撒上葱花即可。

7. 枸杞木耳乌鸡汤

原料:乌鸡 400g,木耳 40g,枸杞 10g,姜片少许,盐 3g。

制作:锅中注水,用大火烧开,倒入备好的乌鸡,去血沫,捞出。砂锅注水烧热,倒入乌鸡、木耳、枸杞、姜片,搅拌匀。盖上锅盖,煮开后转小火续煮 2 小时至食材熟透。打开锅盖,加盐,搅拌片刻,将煮好的汤品装入碗中即可。

8. 牛奶黑芝麻豆浆

材料:黄豆 50g,牛奶 100mL,熟黑芝麻 15g,白糖适量。

做法:黄豆用清水浸泡 8~12 小时洗净,熟黑芝麻碾碎。黄豆和黑芝麻倒入全自动豆浆机中加水至上下水位线之间按下"豆浆"键,煮至豆浆机提示豆浆做好加牛奶搅拌均匀即可。

9. 鸡蛋红糖小米粥

材料:小米 80g、鸡蛋 1 个,红糖适量。

做法:小米淘洗干净,鸡蛋打散。锅中加适量清水烧开,加小米大火煮沸,转小火熬煮,待粥烂加鸡蛋液,稍煮,加红糖搅拌即可。

10. 百合莲子红豆粥

材料:红豆 200g,莲子 5g,百合 5g,冰糖、陈皮适量。

做法:红豆、莲子、百合洗净泡 2 小时;锅中放水煮沸,放红豆煮沸 1 小时,加莲子、百合、陈皮煲半小时加冰糖调味即可。

11. 鲜虾蒸蛋

材料:鸡蛋 2 个,鲜虾 6 只,盐、香油、葱花适量。

做法:把鲜虾处理干净,只取虾仁,鸡蛋打散加入少量的盐调味,加少许温水(30℃左右),朝一个方向搅拌均匀;先在容器的内壁上均匀地抹上一层香油,把蛋液倒入容器中,放到锅中隔水蒸,蒸至七八成熟时加入虾仁、葱花一起蒸,蒸 5~6 分钟,出锅滴入香油即可。

12. 山药乌鸡汤

材料:乌鸡 1 只,山药 100g,枸杞子 5g,红枣 6 枚,盐 3g,葱段、姜片适量。

做法:山药去皮洗净,切小块;乌鸡宰杀去内脏、洗净,焯烫后捞冲洗干净;枸杞子泡洗干净;煲锅内加适量清水煮沸,放入乌鸡、姜片、葱段,大火煮沸后改小火煲约 1 小时,加红枣、山药块煮 20 分钟,加枸杞子续煲 10 分钟,加盐调味即可。

13. 胡萝卜炒猪肝

材料:猪肝 250g,胡萝卜 150g,葱花、姜末、蒜末各 5g,盐适量。

做法:猪肝、胡萝卜分别洗净切片;锅置火上,倒油烧至六成熟,爆香姜末、蒜末,放入胡萝卜片煸炒,将熟时下猪肝片,翻炒片刻后加盐调味,撒入葱花即可。

14. 山药木耳炒莴笋

材料:莴笋 300g,山药 50g,水发木耳 50g,醋 5g,葱丝、白糖、盐各 3g。

做法:莴笋去叶,去皮,切片;水发木耳洗净,撕小朵;山药去皮,洗净,切片;山药片和木耳分别焯烫,捞出。锅内倒油烧热,爆香葱丝,倒莴笋片、木耳、山药片炒熟,放盐、白糖、醋调味即可。

15. 银耳木瓜排骨汤

材料:猪排骨 250g,干银耳 5g,木瓜 100g,盐 2g,葱段、姜片适量。

做法:银耳泡发洗净,撕成小朵;木瓜去皮、子,切成小块;排骨洗净,切段焯水备用。汤锅加清水,放入排骨、葱段、姜片同煮,大火烧开后放入银耳,小火慢炖约 1 个小时。把木瓜块放入汤中,再炖 15 分钟,调入盐搅匀即可。

16. 荷塘小炒

材料:莲藕 150g,胡萝卜 150g,芹菜 100g,干木耳 10g,鲜百合 20g,蒜末 5g,盐 3g,水淀粉适量。

做法:木耳泡发,洗净,撕小朵;鲜百合去褐色部分洗净;胡萝卜洗净,切片;芹菜去叶,洗净,切断;莲藕去皮,洗净,切片;把胡萝卜、木耳、芹菜、莲藕、百合分别放入沸水中迅速焯一下,捞出过凉水沥干。锅内放油烧至七成热,放蒜末炒香,放入所有材料,快速翻炒 2 分钟,加盐调味,用水淀粉勾芡即可。

产后饮食禁忌

1. 禁食辛辣、温燥食物　产妇经过分娩大量失血、出汗,所以身体很容易阴津不足,而辛辣的食物最伤精耗液,容易让产妇上火、口舌生疮,大便干结等,并且会通过乳汁增加宝宝的内火。因此,韭菜、蒜、辣椒、胡椒、茴香、酒等食物性味辛辣、温燥,过食可使产妇内热上火、口舌生疮、大便秘结或痔疮发作,婴儿吃奶后会引起口腔炎、流口水的毛病。所以,以上辛辣之品作为调料是可以的,但不能多吃。

2. 忌凉拌菜 传统认知里，很大一部分人认为蔬菜、水果是凉性食物，而"产妇怕凉"，所以哺乳期的妈妈在月子应少吃蔬菜、水果。其实，新鲜的蔬菜和水果富含维生素和矿物质，能开胃、增加食欲，润泽肌肤，还能帮助消化及排便，防止产后便秘的发生。所以产后可以根据自己的实际状况适当吃些水果和蔬菜，但是切记不能贪凉，不要直接吃从冰箱里拿出来的水果，需放至常温后食用，不用开水烫热、微波炉加热或煮熟再吃，以免损失维生素，使水果变酸，失去本味；食用蔬菜时，剖宫产后未通气前需要煮的软烂些，便于消化。整个月子期最好不要吃凉拌菜，凉拌菜食材不易保持清洁，且未经高温烹调，易含病原微生物，稍有不慎易引起腹泻。

3. 不要过度服用补气中药 在月子期间不能吃太多补气、补血的中药，如八珍汤、十全大补汤等，过度补气、补血，反而会妨碍恶露的排出，甚至使恶露不出而影响子宫的复旧，严重时可能会引起盆腔发炎或产后大出血。

4. 忌食酸涩收敛食品 孕妇产后，淤血内阻，不宜进食酸涩收敛类食品，如乌梅、莲子、柿子、南瓜等，以免阻滞血行，不利于恶露排出。

5. 忌食高盐食品 过咸的食物，如腌制品，含盐分多，盐中的钠可引起水潴留，严重时会造成水肿。

6. 忌食过硬、不易消化的食物 产妇本身胃肠功能较弱，加上运动量又小,坚硬、油炸、油煎和肥厚味的食物,不利于产妇消化、吸收,往往还会导致消化不良。

7. 忌食过饱　产妇胃肠功能较弱,过饱会妨碍其消化功能。产后应做到少食多餐,每天可进食 5~6 次。

8. 忌食寒凉、生冷食物　产后身体气血亏虚,应多食用温补食物,以利气血恢复。若产后进食生冷或寒凉食物,会不利于气血的充实,容易导致脾胃消化吸收功能障碍,并且不利于恶露的排出和瘀血的去除。

量身定做月子餐

坐月子期间,"饮食调养"是非常重要的课题,但并非大量进补。产后进补不应局限于营养的补充,而是应依照产妇的体质,选择适当的药膳与食材,才能让产妇迅速恢复生理功能。如人参是一种大补元气的中药,但刚刚生产完的产妇食用人参,其弊大于利。人参对人体中枢神经有兴奋作用,可引起产妇失眠、烦躁、心神不安等不良反应,不利于其休息、调养。因此,找到适合自己的药膳与食材,才能真正达到"坐月子,养身子"的效果。

1. 寒性体质产妇如何食疗

体质特征:脸色苍白,容易疲倦,四肢容易冰冷,大便溏稀,尿量多、色淡,头晕无力,容易感冒,舌苔白,喜欢热饮。

食补重点:可食用一些具有温补功效的食物或药物,以促进血液循环,达到气血双补的效果。烹任方式应避免过于油腻,以免造成肠胃的不适。

2. 中性体质产妇如何食疗

体质特征:体质不寒凉、不燥热,食欲正常,舌头红润、舌苔淡薄,不会特别口干,身体状况较好。

食补重点:饮食上可以食补和药补交叉进行,没有什么特别需要注意的问题。

3. 热性体质产妇如何食疗

体质特征:脸红目赤,身体燥热,容易口渴及嘴破,舌苔黄、舌体赤红,易患便秘、痔疮,尿量少、色黄有臭味,容易长青春痘,心情易烦躁。

食补重点:减少酒、芝麻油、生姜的用量;不宜食用荔枝、桂圆、芒果;平常可多吃橙子、草莓、葡萄等水果,也可通过食用丝瓜、莲藕、绿叶蔬菜、豆腐、黑糯米、鲈鱼汤、花生瘦肉汤、排骨汤、青菜豆腐汤等进行调养。

4. 患高血压产妇如何食疗
口味不能太重,避免高盐、高胆固醇的食物,如动物内脏、牛肉、深海鱼类等食材,要控制食用量。

除此之外,最好用荞麦和大米熬粥,因为荞麦含有抗氧化作用,也有降压和助睡眠效果,还是大肠"清道夫"。因此,将荞麦和大米熬粥具有保健降压作用。

5. 患糖尿病产妇如何食疗 宜少量多餐,需要摄取足够热量,但仍需控制淀粉与糖分的摄取量,减少单糖及双糖食物,少食用太白粉(即生的土豆淀粉)勾芡的浓汤与含酒精的菜肴。

中国的传统观念认为,产后失血,需要进补红糖鸡蛋,但是妊娠期糖尿病产妇产后却要注意控制糖的摄入。产后饮食按照孕期饮食原则。根据血糖情况必要时还需要继续使用胰岛素治疗。产后禁食期间或未能恢复正常饮食期间不使用皮下注射胰岛素,遵医嘱予静脉输液,同时监测血糖水平及尿酮体,根据监测结果决定胰岛素用量。孕期胰岛素治疗的产妇,恢复正常饮食后,应及时遵医嘱行血糖监测,血糖水平显著异常者,应用胰岛素皮下注射,并根据血糖水平调整剂量,所需胰岛素的剂量一般较妊娠期明显减少;无须胰岛素治疗的妊娠期糖尿病产妇,产后可恢复正常饮食,但应避免高糖和高脂饮食。产后鼓励妈妈进行母乳喂养,母乳喂养不但可以增加亲子关系,还可以减少产妇胰岛素的应用,且降低子代发生糖尿病的风险,一劳永逸。

6. 患甲状腺功能亢进产妇如何食疗 应避免燥热食物与酒类,且也不宜多吃芝麻油、米酒、深海鱼类,应使用不含碘的盐烹调。

4 产后母乳喂养知识多

产后妈妈们最焦虑的事情就是初为人母该如何照顾宝宝,尤其是要如何母乳喂养。

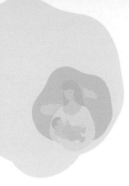

母乳喂养有诀窍

母乳喂养的好处

　　母乳是妈妈给予宝宝的天然食物，营养丰富，不仅含有优质的蛋白质、脂肪及乳糖，还含有多种维生素和矿物质，能够充分保证婴儿生长发育的需要，特别是大脑发育的需要，是0~6月龄婴儿的最佳食品和健康保障。在此期间婴儿可以从母乳中获取所需的全部水分和营养，因此，在婴儿6月龄前即使天热也不需要补充其他水分。妈妈可以通过自身的饮食来调节水分。如果给婴儿喂哺其他饮料和水就会减少母乳的摄入，打破妈妈和宝宝建立起来的喂养习惯，影响母乳的供需平衡。母乳中还含有大量的免疫物质，如α-乳清蛋白，它包括乳铁蛋白、溶菌酶、分泌型免疫球蛋白A（secretory IgA）等，这些免疫物质具有营养性和抗感染性，扮演着胃肠道卫士的角色，这是其他代乳品所不具备的，可以使宝宝得到天然的免疫和保护，可以说是宝宝出生后的第一剂活疫苗！母乳喂养有利于预防婴儿过敏，减轻新生儿黄疸、体重下降和低血糖的发生。只要新生儿出生后体重下降不超过出生体重的7%，就应坚持纯母乳喂养。例如，出生体重为3 000g的新生儿，生理性体重减轻只要不超过210g，妈妈们不要担心，继续坚持母乳喂养就可以了。母乳喂养婴儿吸吮前不需过分擦拭或消毒乳头。选择一个温馨的、能保证隐私的环境用温水毛巾擦拭乳房就可以。妈妈乳房上的常驻正常菌群可以通过新生儿吸吮的过程帮助新生儿的胃肠道建立正常的菌群。

关于新生儿觅乳征象

新生儿将经过多次尝试才能成功吃到母乳。大部分新生儿出生 20 分钟后会出现觅乳征象，少数新生儿需要更长的时间，因此不应强迫新生儿和母亲进行母乳喂养。同时，母亲应在医护人员指导下学习正确的哺乳体位和新生儿正确的含接姿势。妈妈应该在新生儿出现觅乳征象时，再开始哺乳。

WHO 于 2013 年制定并发布了"新生儿早期基本保健指南（early essential newborn care，EENC)，以及 2017 年中华医学会围产医学会、中华护理学会妇产科专业委员会和中国疾病预防控制中心妇幼保健中心共同发布的《中国新生儿早期基本保健技术的临床实施建议（专家共识)》指出，应对新生儿进行擦干，并尽早和母亲进行不间断接触 90 分钟。这段时间，新生儿会出现觅乳现象，如流口水、张嘴、咬手指等动作，此阶段除了医护人员要密切关注指导哺乳，宝爸和宝妈也要积极关注宝宝的生命体征。

新生儿的本能能促进母婴情感和生理连接

新生儿娩出后会使用其触觉、视觉、嗅觉和听觉来确定乳房的位置。新生儿的天然反射让其有能力完成觅乳并成功吃到母乳。另一方面，在新生儿出生后的 90 分钟内，应让新生儿与母亲保持持续的皮肤接触以确保妈妈能够捕捉到新生儿以下反射，帮助新生儿成功吃到母乳。

新生儿本能	意义
新生儿的条件反射	
觅食反射	把头转向刺激的方向，寻找乳头
吸吮反射	吸吮放入口中的物体，获取营养
吞咽反射	获取营养
踏步反射	帮助新生儿推挤母亲腹部，寻找乳房
新生儿感知能力	
听觉	增加亲子联结的有效途径
味觉与嗅觉	新生儿对甜味液体吸吮频率更快，时间更长。通过嗅觉确认乳房。产后皮肤接触是新生儿成功含接乳房的关键
触觉、温度觉和痛觉	通过皮肤亲密接触，安抚新生儿的不安，缓解对痛觉的恐惧，探索世界
视觉	新生儿能够在母亲乳房上觉察到强烈的视觉对比，并以此为目标寻找食物

哺乳模式建立的重要性

建立哺乳模式是确保奶量足够的一个很重要的环节。刚出生的宝宝还没有建立喂养规律，以按需哺乳为主，但是为了保证奶量，尽早建立哺乳模式是非常重要的。新生儿期宝宝的哺乳频率为1.5~3小时1次，逐渐保证每24小时哺乳8~12次。新生儿期宝宝可能久睡不醒，但应保证不超过3~4小时就唤醒哺乳1次。随着哺乳模式的成熟，宝宝的睡眠节律会逐渐养成，每次饥饿形成规律，这样每次哺乳就能获得最足够的奶量。

妈妈如何早期建立母乳喂养

《母乳喂养促进策略指南（2018版）》提出了3条早期建立母乳喂养策略，即新生儿娩出后尽早吸吮、新生儿出生后尽早与母亲肌肤接触、生后母婴同室。

1. 妈妈要在新生儿娩出后30分钟内让宝宝尽早吸吮 产后，妈妈爸爸们最关心，也是最缺乏的知识就是如何开奶。如果顺利分娩，母子健康状况良好，婴儿娩出后应尽快吸吮乳头，刺激乳汁分泌并获得初乳。开奶时间越早越好，正常新生儿第一次哺乳应在产房开始。让婴儿吸吮双侧乳头各3~5分钟，可吸吮出初乳数毫升。

2. 新生儿出生后尽早与母亲肌肤接触 当新生儿娩出断脐和擦干羊水后,立即将婴儿放在母亲胸腹部,与母亲进行直接的皮肤接触。刚出生的婴儿已具备很强烈的觅食和吸吮反射能力,母亲也十分渴望看见和抚摸自己的婴儿,这种亲子接触非常有利于乳汁的分泌。尽早皮肤接触,可以帮助建立母婴联结,增加安全感。在产后 1 小时内让宝宝和母亲进行皮肤接触,每天皮肤接触时间不少于 90 分钟。但是如果母亲有精神不佳,产后抑郁等问题时,可暂时由父亲或者其他人照看宝宝,让母亲充分休息,同时由父亲代替完成每天不少于 90 分钟的皮肤接触。其实每天皮肤接触时间不少于 90 分钟是很容易达到的。在母乳喂养时建议将新生儿的衣服脱掉,仅穿尿裤,与妈妈进行皮肤接触,不要担心孩子会着凉,妈妈的体温可以为孩子取暖。同时,妈妈可以利用喂养的时机多抚触宝宝的后背、腿、头、手心等地方,一方面,可以让宝宝觉醒得更好,利于母乳喂养;另一方面,也可以增强亲子关系,增加母子链接,轻而易举地完成皮肤接触。

3. 母婴同室,更益健康 母婴同室是指母亲和婴儿一天 24 小时在一起,医疗及其他操作每天母婴分离不超过 1 小时。母婴同室的好处包括以下几点。

(1)母婴同室可减少交叉感染:减少集中托管时交叉感染的风险;有利于增进母子间的感情,促进夫妻关系。

(2)母婴同室有利于培养宝宝性格:每个宝宝都会有自己的

个性和习性,但宝宝只会通过哭来表达,对他们来说,肚子饿、想睡觉、身体不舒服、拉臭臭、想抱抱等都可能会哭,但是每种哭的方式却不太一样。父母通过 24 小时母婴同室,可以观察宝宝饮食、排便、睡眠、哭闹的习惯,在逐渐了解及满足宝宝的需求后,也能尽快调整生活作息与宝宝同步。

(3)母婴同室可以帮助宝宝建立安全感:对宝宝来说,离开妈妈温暖的子宫,出生到这世界上,对于新环境是陌生的,如果他可以躺在熟悉的妈妈的身边、躺在胸前喝母乳,习惯妈妈的味道及声音,能更有安全感及亲密感,情绪也更加稳定。

(4)母婴同室可以调和夫妻关系:母婴同室,爸爸就能和妈妈一起学习照顾宝宝,也不再觉得照顾宝宝只是妈妈的责任,还可以增进夫妻和亲子关系。

(5)母婴同室可促进泌乳:母婴同室有利于早吸吮和按需哺乳;促进乳汁分泌,保持有足够的母乳;不必来回往返,方便哺喂母乳。母婴同室能让妈妈尽早开奶,从而促进乳汁分泌及妈妈子宫收缩恢复。新生儿总是睡睡醒醒,通常睡醒后就需要哺喂母乳。若没有母婴同室,妈妈必须在短时间内不断地往返婴儿室与妈妈的卧室,在一来一往的过程中,反而耗费体力,感到更加疲惫;相反地,母婴同室在宝宝需要吃奶时,不需要来回奔波,可增加妈妈和宝宝的休息时间。而且从哭闹到喂养的过程如果耽误太久,会影响宝宝进食效果和情绪。

（6）母婴同室可预防产妇产后抑郁：母婴同室有利于母亲照顾婴儿，并学会护理新生儿的方法，提高母亲的自信心，预防产后抑郁。新手爸妈一开始在哺喂母乳、换尿布、洗澡及观察宝宝身体状况等方面都还很生疏，母婴同室方便新手爸妈尽快上手，熟练照顾宝宝的基本技能及知识；且妈妈在生产后，注意力已从自己转移到宝宝身上，母婴同室能尽早熟悉照顾宝宝的方式，增进新手父母的自信心与成就感，通过直接参与照顾宝宝的过程，感受到初为人父及初为人母的乐趣与喜悦。父母满满的爱，也能够满足宝宝的心理需求，通过母婴同室慢慢培养亲密关系，能够提升新手爸妈的自信心与成就感，能减少产后抑郁症的发生。

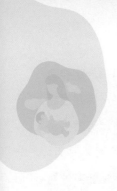

如何评估妈妈奶量和宝宝食量

很多妈妈分娩后 2~3 天,乳房没有分泌太多乳汁,总担心不够宝宝吃,怕饿到宝宝,其实这是不必要的。

宝宝的营养需求

宝宝出生后的 2~3 天,其胃容量非常小,对母乳的需求量也非常少,外加宝宝自身有一定的能量储备,足以让宝宝完成吸吮和刺激母亲母乳的任务。宝宝的胃容量会随出生天数增大,出生的第 1 天,宝宝的胃容量大概 5~7mL,即相当于 1 个玻璃珠子大。出生后第 2 天,宝宝的胃容量大概是 10~13mL,相当于一颗桂圆的大小。第 3 天宝宝的胃容量 22~27mL,相当于 1 个乒乓球大。第 4 天,大概 36~46mL。第 5 天宝宝的胃容量大概43~57mL,相当于 1 个鸡蛋大小。当母亲没有糖尿病,足月且体重大于 2 500g 的婴儿出生时,其体内的能量储备可满足至少 3 天的代谢需求,泌乳是妈妈和宝宝共同合作的成果,也是供求平衡的过程,所以开奶过程中不用担心新生儿饥饿,妈妈一定要有信心坚持纯母乳喂养,不必添加奶粉。妈妈的乳汁在产后是很黏稠的、能量很高。胃容量的增加和妈妈的乳汁的增多是天然契合的。所以,妈妈不用担心自己的乳汁不够宝宝吃。在产后2~3天,只要给宝宝频繁的吸吮,妈妈的乳房接收到宝宝到底需要多少乳汁的信号之后就能产生足够的乳汁来满足宝宝的需要。

产妇如何评估奶量

产妇可以通过乳房肿胀硬度来粗略评估奶量。一般乳房肿胀硬度分为3度:Ⅰ度触之如嘴唇,为正常或轻度胀痛;Ⅱ度触之如鼻尖,为中度胀痛;Ⅲ度触之如额头,为重度胀痛。如果喂哺过程中,乳房一直充盈饱满,要考虑婴儿吸吮无效。轻轻挤压乳晕有乳汁分泌者,妈妈要有信心,坚持母乳喂养。

母乳喂养频率

婴儿出生后应尽早让其吸吮母乳,按需哺乳。勤吸吮,每侧乳头每隔2~3小时要得到吸吮1次;母亲身体状况和营养摄入是乳汁分泌的前提,所以,分娩后要合理安排产妇休息、饮食进餐与亲子接触、吸吮母乳之间的关系。此外,按母亲和婴儿的需要哺乳,或者每天至少母乳喂养 8~12 次。按需哺乳可以促进婴儿的生长发育,频繁的吸吮,可以使母亲体内的泌乳素维持在较高的水平,特别是夜间泌乳素分泌更多。频繁吸吮可以使母乳中的脂肪含量及热量更高,满足宝宝生长发育的需要。按需哺乳还可以防止母亲乳胀。

如何判定宝宝是否吃饱

以下几个方面的指标有助于妈妈判断宝宝是否摄入了足够的乳汁。

1. 观察宝宝的吸吮动作 宝宝慢而深的吸吮,或者听到吞咽的动作或声音,表明他吃到了奶。婴儿每天能够得到 8~12 次较为满足的母乳喂养。

2. 观察宝宝的体重是否增加 宝宝生后 7~10 天,体重应该恢复至出生时的体重。此后,体重持续增加,满月可增加 600g 以上。

3. 观察宝宝排尿的次数和颜色 婴儿每日排尿 6 次以上,尿色淡且尿味轻,说明婴儿摄入了足够的母乳。《实用儿童保健学》指出婴儿尿量与年龄有关。生后第 1 天尿量较少;随着母乳分泌量的增加,婴儿尿量逐渐增加。新生儿出生后每天尿 6~7 次提示母乳量充足;如果婴儿尿量不足(每小时尿量<0.5~1.0mL/kg),尿呈深黄色,提示奶量不足。

4. 观察婴儿排便的次数及颜色 出生后每 24 小时至少排便 3~4 次,每次大便应多于 1 大汤匙,大便颜色应从墨绿色逐渐变为棕色或黄色,说明婴儿摄入了足够的母乳。出生第 3 天后,每天可排软、黄便 4~10 次。只要大便次数够,妈妈们可以继续观察,不用过度紧张。

5. 观察宝宝的满意程度 摄入足够的乳汁后宝宝会自己放开乳房,表情满足且有睡意,表明乳汁充足。

6. 产妇乳房的感觉 喂哺前乳房饱满,喂哺后乳房变软,说明宝宝吃到了母乳。

有时产妇和宝宝都已经很努力了,但是喂哺过程中,乳房却一直充盈饱满,应要考虑婴儿是否吸吮无效。妈妈们需要学会省力又高效的母乳喂养姿势和有效的含接方式。

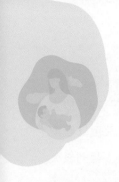

母乳喂养姿势有讲究

妈妈要知道，没有哪个哺乳姿势是绝对好的，只是最适合自己的。哺乳的姿势是妈妈和宝宝不断适应的过程，推荐以下姿势，妈妈可以逐一尝试后，选择一个让自己最放松、最舒适的姿势进行哺乳。

经典哺乳姿势——摇篮式

中国妈妈大多采取这种姿势。让宝宝和妈妈皮肤相贴，用哺乳侧的手臂支撑宝宝，对新生儿合适，对长大了的宝宝，妈妈会比较累，可以在肘下垫一个枕头或者靠在扶手上，这样会比较舒服，宝宝的头与身体要呈一条直线，以避免其颈部压迫。

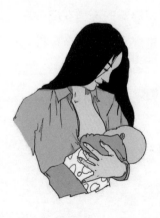

交叉摇篮式

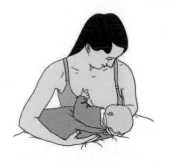

手臂承托宝宝的头部，放垫子在宝宝身下，这样宝宝舒服地躺在你的臂弯。这种姿势对长大了的宝宝比较合适。

半躺、平躺式

这种姿势是最自然、最本能的一种姿势，能刺激宝宝本能的吸吮反射，而且这种姿势有支撑，妈妈也会更舒服，尤其适合剖宫产和有腰背痛的妈妈。

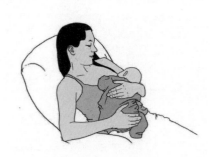

宝宝靠在妈妈的胸口，头和妈妈的乳房在同一水平。要确保没有什么东西堵着宝宝的鼻子，宝宝的脖子也不要过度弯曲。

侧卧式

这个姿势是最省力的，尤其是对于剖宫产妈妈，是最为理想的哺乳姿势之一，这种姿势不会过多地打扰到宝宝，晚上或者宝宝宝睡觉时也可以喂奶，比较省力，但是使用这种姿势一定要有人看护，宝宝有被乳房堵住口鼻导致窒息的风险。妈妈侧卧在一边，面朝宝宝。把宝宝放在胸前，鼻子对着乳头。拉近宝宝，胳膊撑住宝宝的背，或者在宝宝和自己背后放个软垫予以支撑。注意哺乳结束后，要与宝宝分开睡眠，以免堵到新生儿的鼻子，或者引起妈妈乳结。

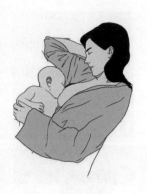

橄榄球式

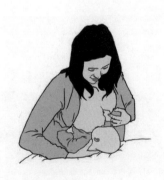

橄榄球式是剖宫产和有产后腰背痛妈妈们较为理想的哺乳姿势，还特别适合要同时给两个孩子喂奶的双胞胎妈妈。可以在产妇身边放个枕头，如果是双胞胎就放两个，以适当垫高宝宝。手臂环抱宝宝，面朝上，头部在胸前。承托宝宝的头部、颈部、背部成一条直线。宝宝的腿脚向后，夹在腋下。

直立坐式

这种姿势通常适合稍微大一点的宝宝,这时候宝宝已经能支撑自己的头部。妈妈直立姿势坐下,也支撑着宝宝坐下。小宝宝

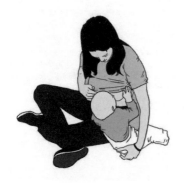

会稍稍倾向你弯曲的胳膊来获得更多的支撑。在宝宝能自己坐好之前,妈妈都要托着宝宝的背和脖子,以避免其跌倒。要确保宝宝的颈部和背部成一条直线,并确保没有东西堵着宝宝的鼻子。

剖宫产后的"69 式"哺乳体位

妈妈放松休息,由护士或者家人将宝宝和妈妈取相反方向卧位,用枕头支撑孩子贴近乳房,宝宝会有寻乳反射,主动含接乳头。这个体位,妈妈的头和宝宝的头方向相反,

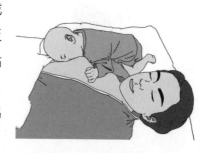

形似"6"和"9",故称为"69 式"。这个体位能避免压迫妈妈伤口,适合于剖宫产妈妈术后进行母乳喂养。在家人的帮助下宝宝可以尽早开奶,同时又不影响妈妈休息。

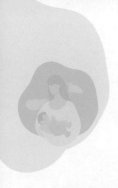

宝宝正确的含接姿势

　　当宝宝含接良好时,妈妈乳晕上面的部分会露出较多,下面的部分露出较少,宝宝的嘴唇在乳晕上外翻,宝宝脸颊是饱满的,吸吮时妈妈不会觉得乳头疼痛。哺乳时,妈妈要有耐心,不要着急,要给宝宝足够的时间来适应乳头,来学会含接,吃奶可是门艺术哟。在哺乳时,轻轻抚摸宝宝的头、手和小屁屁,不但可以帮助宝宝建立安全感,同时可以保证宝宝觉醒,促进吮吸。放轻松,妈妈们,你很棒!

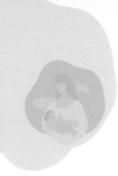

乳房护理的小窍门

生理性乳胀怎么办

生理性乳胀通常发生在宝宝出生后 3~4 天,受体内激素的影响,大量的血液和组织间液涌向乳房,同时乳腺腺泡肿胀变大,造成乳腺管受压,出奶比较缓慢,双侧乳房全乳肿胀,伴随或不伴随体温升高。此过程一般会持续 48 小时,是乳汁大量分泌前的一个生理现象。不是每个妈妈都会发生生理性乳胀。在宝宝出生后,我们要尽早让宝宝在出生头几天内频繁、有效地吸吮妈妈的乳房,这样可以最大限度地避免乳胀的发生。如果发生生理性乳胀,可以通过冷敷缓解疼痛,缓解疼痛后及时移出乳汁来减轻乳涨症状。冷敷的温度要控制 40℃ 以下,在冷敷的时候要避开乳头部分。同时,可以边冷敷边按摩,以促进乳胀的消除。

按摩乳房好处多

产后乳房按摩利于疏通乳腺,促进泌乳,尽早开奶,舒缓乳房胀痛。乳胀严重者,乳晕周围张力较大,妈妈疼痛感明显,可以在哺乳前用手指轻压乳晕部位，待乳晕周围张力减弱后，将乳晕处的乳汁适当排出，减小张力，疼痛稍缓解后再哺喂新生儿。避免在乳涨严重时直接哺乳，婴儿过度用力吸吮乳头易造成乳头疼痛和皲裂。此外，还可以行以下乳房按摩来促进乳汁分泌。

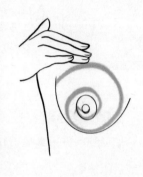

第一步：一只手托住乳房，用另一只手的大鱼际肌、小鱼际肌或2~3根手指，从乳房的根部向乳头的方向旋转按摩，从外向乳头，不断地更换位置，按摩整个乳房，乳房上有硬块的地方要反复、轻轻按摩数次，直至肿块揉软为止。动作要轻柔，按摩的力度以有酸胀感而不引起疼痛为宜。

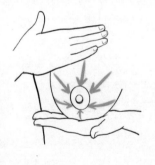

第二步：一手五指伸直，托住乳房下方，另一手用手掌大鱼际肌、小鱼际肌或者手指对握并触及肿块的地方，轻轻按揉，双手合力从根部向乳头方向滑动挤奶。不断地更换位置，按摩整个乳房，乳房上有硬块的地方反复轻轻按摩数次，并排乳，直至肿块揉软为止。

第三步：拇指和示指放在乳晕周边，轻轻挤奶。

第四步:拇指和示指在乳晕周边不断变换位置,轻压乳晕,将所有的乳汁彻底排空。

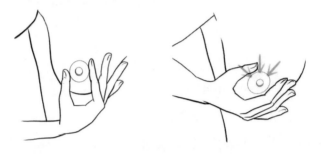

当需要促进乳汁分泌、缓解乳胀、乳腺管堵塞、乳汁淤积,母婴分离、早产、低出生体重儿无吸吮能力可以使用手动、电动吸奶器或者手挤奶的方法,促进乳汁分泌。一般从分娩后6小时内开始使用吸奶器按摩刺激乳房或手挤奶,间隔3小时一次,夜间也要坚持。每侧乳房挤3~5分钟,两侧乳房交替进行,用吸奶器每次持续时间15~20分钟,用手挤奶每次持续20~30分钟为宜。

此外,虽然母乳充足,但在有些情况下,妈妈无法确保在宝宝饥饿时直接喂哺婴儿,如危重早产儿、妈妈上班期间等,此时只能采用间接哺喂方式。需要间接哺乳时,建议乳母用吸奶器定时将母乳吸出并储存于冰箱或冰盒内,一定时间内再用奶瓶喂给婴儿。妈妈可以在恢复上班前多储备些母乳。

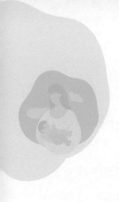

吃奶后如何避免吐奶和如何给宝宝拍嗝

宝宝吐奶咋办

宝宝吐奶现象较为常见，因为新生儿的胃呈水平位，容量小，连接食管处的贲门较宽，关闭作用差，连接小肠处的幽门较紧，而新生儿吃奶时又常常吸入空气，奶液容易倒流入口腔，引起吐奶。哺乳时间间隔较长加上吃得过饱容易造成吐奶，所以要尝试着多喂宝宝几次，让宝宝每次少食一些，他就能较好地存住乳汁了。在喂奶之后竖抱宝宝，也会有帮助。宝宝吐奶时，妈妈需要把宝宝上身保持抬高的姿势，以防呕吐物进入气管导致窒息。因此，在让宝宝躺下时，要让宝宝保持上身抬高侧卧位。如果宝宝躺着时发生吐奶，可以把宝宝脸侧向一边，尽快清理呼吸道。吐奶后，宝宝躺着时要把他的头部垫高，或者把宝宝竖着抱起来。吐奶后，宝宝的脸色可能会不好，但只要稍后宝宝脸色能恢复过来就没有问题。如果青紫不能缓解需要医生的帮助。另外，根据情况可以适当给他补充些水分。

怎么给宝宝拍嗝

宝宝吃完奶后要拍嗝。新生儿以腹式呼吸为主,膈肌是婴儿呼吸肌的一部分。当宝宝吃奶过快或吸入冷空气时,都会使自主神经受到刺激,从而使膈肌发生突然收缩,引起迅速吸气并发出"嗝"的一声,当有节律地发出此种声音时,就是所谓的婴儿打嗝。小婴儿打嗝是很常见的生理发育现象,婴儿膈肌平直,胃膨胀后就会刺激膈肌,就有可能引起痉挛,即打嗝。家长无须为此紧张,这一现象会随着婴儿成长而减少。宝宝打嗝比较快速的解决方法是将宝宝抱起,轻拍其背,操作过程中要注意托好宝贝的头。

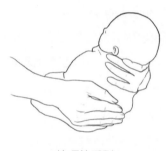

拍嗝的手型

拍嗝的手型以空心掌轻叩最为常见。拍嗝的目的是震动,使胃内的气体排出。该手型可避免直接用手拍打引起宝宝疼痛。

拍嗝可以采用下述姿势。

1. 趴卧肩膀拍嗝 是采用最多的姿势。让宝宝的上臂上举,匍匐于母亲的肩膀上,母亲要固定好新生儿的头部,让其头偏一侧,不要堵塞其气道,同时观察宝宝面色。可以垫一块毛巾在肩膀上,以免呕吐物污染肩膀。

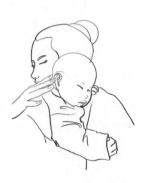

趴卧肩膀拍嗝

2. 坐位拍嗝 是另一种常用的拍嗝姿势。可以用拇指和中指放于耳郭背后骨质部分固定宝宝头部,用余下三指协助保护头部位置,让宝宝的后背靠在手腕,另一手轻拍后背。左右手托头均可以。

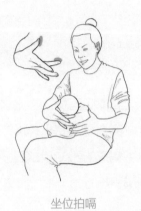

坐位拍嗝

3. 趴卧式拍嗝 让宝宝趴卧在妈妈的手臂上,环抱手臂,钟形手型轻拍背部。

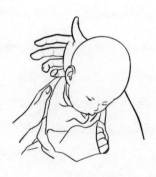

趴卧式拍嗝

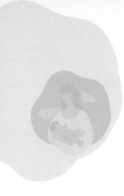

异常母乳喂养情况的管理办法

乳头皲裂怎么办

乳头皲裂是哺乳期的常见问题。症状轻者,乳头表面会出现细小的裂口;严重者,则乳头表面可出现水疱、溃疡,以及局部渗液或渗血,婴儿吸吮时,妈妈的乳头会出现剧烈的疼痛,这多是由于婴儿含接姿势不正确引起的。

临床上,乳头皲裂多出现在分娩后的 24~72 小时内。72 小时之后发生乳头皲裂的病例仅占 8%。在我国,很多母乳喂养的妇女会在产后第一周出现中度或重度的乳头皲裂,甚至有不少产妇因无法忍受疼痛,而在早期选择放弃母乳喂养。

对于存在乳头疼痛、皲裂怎么进行母乳喂养的问题可以通过以下方式解决:①评估婴儿含接姿势是否正确,纠正不良的含接姿势;②在喂哺婴儿前不要用肥皂、酒精清洗乳头。喂哺时可将乳汁涂于患处。喂哺时先喂健侧乳房,再喂患侧乳房。也可根据乳头皲裂部分、程度,选择相应的乳头保护罩保护乳头进行喂哺;③促进愈合,喂哺婴儿后挤出一些乳汁,涂在乳头、乳晕上,有助于皲裂乳头的愈合。

乳头扁平、凹陷的妈妈看过来

对于乳头扁平、凹陷的妈妈来说，母乳喂养的落实更具挑战。妈妈们要树立信心，因为婴儿吃到乳汁并不是单纯地吸吮乳头，而是需要将乳头和乳晕的大部分含进嘴里，形成一个"长奶嘴"，乳头仅占此"奶嘴"的1/3。乳房的伸展性比乳头的长短、形状更为重要。婴儿的吸吮有助于母亲的乳头向外牵拉，所以不论何时，只要婴儿有兴趣，就要让他试着去含接乳房，母亲也可尝试不同的喂哺体位。有很多研究提示，母亲乳头内陷或乳头扁平不影响哺乳，不推荐孕期进行乳头牵拉或使用乳垫。

纠正乳头凹陷的方法包括以下几种。

1. 胸罩法　选择大小合适的胸罩，避免或改正束胸的不良习惯，以免使乳头内陷进一步加重。

2. 乳头牵拉练习　洗净双手，一手托住乳房，一手拇指、示指、中指抓住乳头轻轻地向外牵拉，并左右捻转乳头，每日两次，每次每侧乳房 5 分钟。经常牵拉乳头，可以使双乳突出、周围皮肤支撑力增大，起到"定型"作用。时间长了，乳头自然逐渐向外凸起。如果拉不出，可先将乳房近乳头处的皮肤向外推一推。

3. **乳头伸展练习(十字操)**　洗净双手,将两拇指分别平行放在乳头两侧,慢慢地由乳头向两侧外方拉开,牵拉乳晕皮肤及皮下组织,使乳头向外突出,以同样的方法由乳头向上,下纵行牵拉,每日两次,每次每侧乳房各 5 分钟。

4. **吸引疗法**　喂奶前,妈妈除了可以用手牵拉刺激乳头,也可以用乳头吸引器将乳头吸出,有利于婴儿的含接。每日应用数次,利用其负压促使乳头膨出。

患有肝炎的妈妈可以喂奶吗

患有甲型肝炎的妈妈,在急性期隔离时,应暂时停止母乳喂养,可通过挤奶保持泌乳。待隔离期过后,可继续母乳喂养。

患有乙型肝炎的妈妈,如肝功能正常,婴儿在乙肝免疫球蛋白和乙肝疫苗双重免疫下,可以选择母乳喂养。但是,如妈妈肝功能出现异常,则不建议母乳喂养。喂奶前妈妈应洗手;乳头皲裂或婴儿口腔溃疡期间需暂停母乳喂养,期间可手挤奶保持泌乳;婴儿和母亲的用品隔离,擦洗用的毛巾、脸盆,喝水用的杯子应独立使用;婴儿需定期检测乙肝抗体。

妈妈感冒了喂奶还安全吗

哺乳期的妈妈一旦感冒了,就会纠结还能否进行母乳喂养。其实,感冒多为上呼吸道感染,可以继续母乳喂养。母亲每次喂奶的时候应戴上口罩,不要对着婴儿呼吸。感冒时,妈妈的乳汁中也会有一定的抗体,可增加婴儿的抵抗力,服用感冒药时,要注意药物说明或遵医嘱。

妈妈腹泻了喂奶还安全吗

妈妈腹泻期间白细胞会增高,对于孩子来说也是提高抵抗力的过程。不用轻易断母乳。

宝宝腹泻了喂奶还安全吗

母乳喂养的妈妈在婴儿腹泻期间,饮食要清淡一些,切勿轻易断母乳。在这个时期母乳对腹泻有保护作用,贸然更换奶粉更容易加重病情。

宝宝便秘了怎么办

如果母乳喂养的婴儿发生了便秘,首先,母乳喂养的妈妈要调整饮食结构,易以清淡、易消化为主,并保持妈妈的大便通畅;其次,给婴儿按摩,婴儿取仰卧位,按摩者用右手掌根部紧贴婴儿腹壁,以顺时针方向轻柔腹部,每次 2~3 分钟,每天 2~3 次。腹部按摩能促进婴儿胃肠道的血液循环、增加肠蠕动,不但会使大便通畅,也可增进食欲。

妈妈乳腺炎可以继续哺乳吗

在喂奶过程中,妈妈的乳房出现局部剧烈疼痛、发红、发热、肿胀、全身反应,如全身不适感和发热(≥ 38.5℃),就要考虑是不是哺乳期乳腺炎。哺乳期乳腺炎是在哺乳期由于乳汁淤积或感染引发的乳腺炎症反应。

根据 WHO《乳腺炎的病因及管理》中的定义,乳腺炎是乳房的炎症反应,不论是否存在细菌感染。多个国家的哺乳指南也支持哺乳期发生乳腺炎、乳腺脓肿无须中断母乳喂养。母亲急性乳腺炎和乳腺脓肿时哺乳并不会导致小儿感染,也不会引起腹泻或影响小儿发育。因为正常母乳并不是无菌的,母乳中含有多种细菌。哺乳期乳腺炎常见致病菌是金黄色葡萄球菌,它是婴儿口腔中常见的定居细菌。金黄色葡萄球菌是条件致病菌,不是肠道致病菌。此外,患乳腺炎时,乳汁内免疫成分会明显增加,患乳腺炎母亲的母乳与健康母亲的母乳中的微生物相比,菌群多样性下降,菌数急剧增加,致病菌占主导地位,同时患乳腺炎的母亲母乳中的免疫细胞剧增,母乳中含有多种免疫细胞,所以患乳腺炎的妈妈,其母乳并不会导致小儿感染,也不会引起腹泻或影响小儿发育,可以安全食用。值得注意的是,妈妈要注意排空乳房、休息患侧哺乳,以减轻乳腺炎症状。必要时应及时就医,遵医嘱使用镇痛剂和抗生素。

为何会出现乳汁淤积

哺乳期女性乳汁淤积可能与母体和婴儿都有一定的关系。

1. 母体因素 主要包括:①排空问题(哺乳频率不足 / 排空不彻底 / 姿势错误);②外源压迫(紧身衣 / 吸乳护罩压迫);③抵抗力下降(疲劳 / 抑郁 / 烦躁 / 贫血);④疼痛(乳头白点或溃疡 / 乳头皲裂);⑤乳头发育不良(短小 / 凹陷 / 肥大)。

2. 婴儿因素 主要包括:①不能有效吸吮(吸吮方式 / 含接姿势不良 / 频率或时间不足);②突然断奶 / 罢奶。

发生乳汁淤积怎么办

产妇在产后应立即喂奶，按需哺乳，乳汁淤积时，先吸患侧，剩余乳汁及时排空；如果疼痛抑制喷乳反射发生，就先吸健康侧，产生喷乳反射后再吸患侧；在乳房硬块未消之前避免进食催乳汤水；调整哺乳姿势，哺乳时用手托起乳房，平时要穿戴宽松的胸衣，防止乳腺管受压；树立母乳喂养信心，取得家庭和社会支持；注意休息，避免疲劳，不适随诊。日常妈妈应该饮食清淡，适量补充水分，自然产奶，没必要进食过多的浓汤。多做手臂大绕环的动作，每天坚持做。睡觉尽量仰卧，不要压到乳房。如果是躺着喂奶，务必用另一侧手托住乳房，以免乳腺管受阻而发生乳汁淤积。抱小孩时不要压迫乳房，一个姿势不要太久。心情要放松，保持充足的睡眠。侧卧哺乳时，用下侧的乳房哺乳，吸空后更换体位到另外一侧侧卧，同样用下侧乳房哺乳，最好不要尝试躺同侧用两侧乳房哺乳，因为母亲在用上侧乳房哺乳时会容易过度压迫下侧乳房而引起乳汁淤积。

对牛奶、蛋白过敏的婴儿可以母乳喂养吗

中华预防医学会儿童保健分会 2019 年的"婴幼儿喂养与营养指南"中建议，母乳喂养的婴儿发生牛奶蛋白过敏时，应鼓励母亲继续哺乳，但母亲的饮食宜回避牛奶制品。建议补充钙制剂

(800~1 000mg/d);若母亲饮食回避后婴儿症状无缓解时,建议转诊至专科医院咨询治疗。

母乳分泌不足怎么办

医护人员应帮助妈妈分析乳汁分泌不足的原因,对症干预和处理,同时增强妈妈坚持哺乳的信心。妈妈常担心乳汁分泌不足是造成早期终止母乳喂养的重要原因。而实际上,母乳分泌不足的原因较多,应积极寻找原因。母乳喂养自信心不足会导致妈妈主观认为乳汁分泌不足,促进母乳喂养需要增强妈妈的自信心。不推荐妈妈摄入过多的液体(包括汤类食物),以增加母乳分泌量。

副乳胀痛怎么办

有副乳的妈妈产后会出现副乳泌乳而出现包块,严重时副乳会与乳房一般大小,局部红肿热痛,甚至引起发热。

解决办法:穿着哺乳内衣,把芒硝用丝袜或布袋包成小包外敷于副乳处固定。每个包约 50g 不要太厚,铺薄薄的一层,敷在副乳上,过一段时间芒硝就会变硬,再更换,持续使用至副乳消退为止。在硬结的地方可以多放置一点芒硝包。注意不要把芒硝放到乳房上,以免引起回奶。妈妈不用担心芒硝会影响奶量,局部使用只会解决副乳胀痛问题,不会有其他不良反应。

如何回奶

产妇因为各种原因不能再给宝宝喂奶或者准备给宝宝断奶时,但奶水仍然充足,这就需要退奶,目前主要有 3 种退奶方式。

1. 自然回奶法　选择比较合身或者较紧的内衣,减少宝宝吸吮母乳的次数或不再让宝宝吸吮乳头,抑制乳汁的分泌,使乳汁逐渐减少到无。退奶期间,妈妈在饮食上要注意少喝水,少喝汤,特别是高蛋白和高脂肪的汤类,减少乳汁的产生。

缺点:退奶时间长,存在奶涨、疼痛,有发生乳腺炎的风险。

2. 食物回奶法　如葱白加白酒等,这些方法因体质而异,通常回奶较慢,且比较麻烦。

3. 药物回奶法　通过打回奶针或者吃回奶药等回奶。推荐口服维生素 B_6+ 芒硝外敷 + 生麦芽冲水喝的方法回奶。维生素 B_6 能促进脑内多巴胺的生成,从而刺激多巴胺受体而减少垂体催乳素分泌而达到回奶的效果。产后几天内使用维生素 B_6 回奶的效果比较好,从分娩2~6天开始,100g/次(10mg/片,10 片每次),

3 次 / 天口服,10~12 小时生效,退奶成功后停药。维生素 B$_6$回奶的效果因人而异,而且维生素对胃部刺激较大,服后常有头昏、恶心等不良反应,有胃病的妈妈慎用。另外,芒硝是粉末状的药,可以缓解奶涨所带来的肿胀疼痛问题。把芒硝用丝袜或布袋包成小包外敷于乳房。每包约 50g,不要太厚,铺薄薄的一层,敷在乳房上,过一段时间芒硝就会变硬,再更换,直至乳胀消退为止。在硬结的地方可以多放置一点芒硝包。妈妈不用担心这个有不良反应。除了芒硝外,还可以辅用生麦芽冲水喝,替代白开水,对人体的不良反应小。如果有的妈妈尝试了上述方法后,乳汁分泌还是很旺盛,那么可以用雌激素回奶。但是如果以后还打算生第二胎,就不推荐用药物回奶的方式,免得影响以后的奶量。

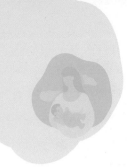

常见母乳喂养误区

误区一：吸出乳汁再用奶瓶喂哺，可以很容易判断婴儿摄乳量

宝宝的胃容量、宝宝出生后3天的早期储备、妈妈的泌乳和宝宝的需要量是个供求平衡的过程，所以不需要再费力地将乳汁吸出来用奶瓶哺喂。我们提倡顺应喂养，建立良好的生活规律。母乳喂养天然地顺应了婴儿胃肠道成熟和生长发育的过程。妈妈需要练习从按需喂养模式到规律喂养模式递进，逐渐建立喂养习惯。婴儿饥饿是按需喂养的基础，饥饿引起哭闹时应及时喂哺，不要强求喂奶次数和时间，特别是3月龄以下的婴儿。婴儿生后2~4周就基本建立了自己的进食规律，家属应明确感知其进食规律。随着月龄增加，婴儿胃容量逐渐增加，单次摄乳量也随之增加，哺喂间隔则会相应延长，喂奶次数也会减少。如果婴儿哭闹明显，不同于平日进食规律，应该首先排除非饥饿原因，如胃肠不适、热、冷、排便等原因。非饥饿原因哭闹时，增加哺喂次数只能缓解婴儿的焦躁心理，并不能解决根本问题，如果排除了生理上的原因，就应及时就医。

误区二：为了减少婴儿感染风险，喂奶前需要消毒妈妈乳头

有些妈妈认为乳房太脏，要用消毒纸巾擦拭，甚至用酒精消毒，其实过度清洁是错误的。妈妈乳房上的常驻正常菌群可以通过新生儿吸吮的过程进入其体内，帮助新生儿的胃肠道建立正常的菌群。另外，妈妈乳房上乳腺的特殊味道能让宝宝产生安全感。

误区三：有些妈妈的乳汁太稀、没有营养，需要添加奶粉补充营养

母乳的营养成分不是一成不变的，它会随着妈妈哺乳阶段的不同而发生变化，以适应宝宝的需求。

产后 5 天内分泌的乳汁称为初乳，初乳量少质略稠并带有黄色，含脂肪较少而蛋白质和矿物质丰富。初乳还含有较多的免疫球蛋白和乳铁蛋白，使出生不久的新生儿获得多种抗体和抗感染的因子，可以增强婴儿抵抗感染的能力即给予了天然免疫；同时丰富的蛋白质含量也满足了新生儿快速生长的需要。虽然妈妈有时奶量不多，但母乳中所含抗体的量却不少。

产后 5~14 天分泌的乳汁称为过渡乳，其蛋白质含量较初乳减少，而脂肪和乳糖含量逐渐增加，是初乳向成熟乳间的过渡。

产后 14 天后所分泌的乳汁称为成熟乳，其脂肪、乳糖含量大大增加，可为婴儿提供充足的热量。

初乳的特点

性质	重要性
丰富的抗体	保护婴儿防止感染及过敏
许多白细胞	抵抗感染
泻剂（前列腺素）	排胎粪、有助于减轻黄疸
生长因子	帮助肠道成熟、防止过敏及乳汁不耐受
丰富的维生素 A	减轻感染的严重性、预防眼病

不同哺乳阶段母乳的成分

营养素	初乳	成熟乳
kcal/100mL	67	61
蛋白质（g/100mL）	2.90	1.06
脂肪（g/100mL）	2.9	4.5
乳糖（g/100mL）	5.7	7.1
维生素 A（mg/L）	1.60	0.61
维生素 D（IU）	0	4~100
铁（mg/L）	1.0	0.5
乳清蛋白：酪蛋白	80：20	60：40 到 50：50

母乳的成分也受妈妈营养的影响，当妈妈饮食中营养素变化

较大时,乳汁成分也将有所波动,其中脂肪、维生素的含量变化最明显,而热量和蛋白质量比较恒定,受影响较小。如妈妈很少食入青菜或豆类时,乳汁中的维生素 B_{12}、叶酸含量就会很低,哺喂的婴儿很容易患营养性大细胞贫血。因此,宝妈应注意膳食营养的均衡。

母乳是新生儿安全、理想、营养的食物,是婴儿喂养的最佳选择,希望妈妈和宝宝好好享受这份天然的馈赠。

误区四:母乳喂养过频会使婴儿过度肥胖

其实宝宝自己有饱足,吃饱了就不再吃。妈妈应注意观察宝宝的肚子有无出现胀气、大便有无臭味、有无呕吐等情况,就可以知道宝宝是否吃多了。母乳天然契合宝宝的需求,所以并不会导致婴儿过度肥胖。

误区五:母乳喂养不好是妈妈一个人的责任

妈妈缺乏对母乳喂养相关知识的认知和掌握,将直接影响产后母乳喂养的实施,所以有必要提高丈夫、家人对母乳喂养的知识水平。遇到哺乳问题时,能得到家人的支持和帮助极其重要。

误区六: 都生二胎了,应该是母乳喂养高手

大多数人会认为二胎孕妇有一定的母乳喂养经验,因此一些健康教育培训会也不用参加,但有研究显示,二胎孕妇对母乳喂养知识得分偏低,认知情况也较差,二胎孕妇对母乳喂养的认知情况不容乐观。母乳喂养知识、态度是影响母乳喂养行为的独立因素,但调查显示这些孕妇在第一胎纯母乳喂养只占 38.3%,混合喂养占 48.4%。调查显示,第一胎坚持母乳喂养 6 个月以上的产妇仅有 39.3%,大多数产妇产假结束后便放弃母乳喂养,因为母乳喂养会带来一定的不便,而工作单位也没有提供足够的支持。二胎孕妇对母乳喂养总体呈现较积极的态度,有 88.3%的二胎孕妇对母乳喂养是有信心的。有 95.9%的二胎孕妇打算选择纯母乳喂养,此外,二胎妈妈照看孩子的压力比一个孩子的妈妈更大,也会影响母乳喂养率。

二胎妈妈的家庭中,爸爸必须更关心关注产妇,给予帮助,主动承担家务和第一个孩子的看护,让二胎妈妈有充足的睡眠和营养,确保母乳喂养。

误区七: 储存的母乳不好

有人认为母乳储存后再吃宝宝容易拉肚子,其实不然,如果严格按照母乳的储存条件,在规定时间范围内食用,是安全的。

母乳的储存条件和时间

保存条件和温度	允许保存时间
室温存放（20~30℃）	4 小时
存储于便携式保温冰盒内（15℃以上）	24 小时
储存于冰箱保鲜区（4℃左右）	48 小时
储存于冰箱保鲜区，但经常开关冰箱门（4℃以上）	24 小时
冷冻	
冷冻室温度保持于 –15~–5℃	3~6 个月
低温冷冻（低于 –20℃）	6~12 个月

保存吸出的母乳时，需要注意以下几个方面。

（1）保存母乳时，无论室温、冷藏或冷冻保存，都建议使用一次性储奶袋或储奶瓶，或使用符合标准的玻璃或塑料婴儿奶瓶[最好不含双酚 A（bisphenol A，BPA）。

（2）保存母乳时要详细记录取奶时间，精确到分钟。母乳储存时最好能按婴儿每次进食量的多少，分别储存。使用的母乳"月龄"需与婴儿月龄尽可能接近，以保证母乳质量和满足婴儿的生长需求。

（3）冷冻保存的母乳使用前宜置冰箱冷藏室解冻，在冷藏室不要超过 24 小时。

（4）融化的母乳需要 24 小时内使用。解冻的母乳不宜再次冷冻,融化和加热后吃剩的母乳需丢弃。

（5）保存的母乳使用前,先将储奶袋或储奶瓶置温水加热,再倒入喂养奶瓶。对早产儿可遵医嘱在储存母乳倒入喂养奶瓶时,加入母乳添加剂,溶解混匀后再喂哺婴儿。

5

血栓问题不容忽视

预防产后血栓是大事。

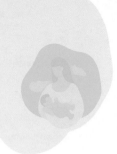

血栓小课堂

血栓——寂静的杀手

随着生活水平的提高,以及老龄化的到来,肥胖、高血脂的人群日益增加,血栓发病率不断提高,二孩、三孩政策的开放,妊娠次数的增多,血栓的发生也越来越多。静脉血栓栓塞症的发生率仅次于急性冠状动脉综合征和脑卒中,是非常危险而又常见的血管疾病,病死率仅次于肿瘤和心肌梗死。因此,血栓又被称为寂静的杀手。

血栓的形成

血管就像我们身体的河道,红细胞、白细胞、血小板等就像船只、哨兵和医生,为我们人体的组织输送氧气、营养,清理有害物质,止血。正常情况下这些物质不会引起堵塞。但是,在某些诱因作用下,血液有形成分在循环血液中形成异常的血凝块,在心脏或血管壁上发生血液沉积物,形成血栓。如果河道堵塞了,相应部位组织器官会因为没有血液供应而坏死,整个心血管系统也会因此出现问题,严重时会致命。

产后血栓分类知多少

静脉血栓栓塞症(venous thromboembolism,VTE)是指血液在深静脉内不正常地凝结,阻塞管腔,导致静脉血液回流障碍。深静脉血栓(deep venous thrombosis,DVT)和肺动脉栓塞(pulmonary embolism,PE)是同一种疾病静脉血栓栓塞症在不同部位、不同阶段的两种临床表现,即 VTE=DVT+PE。将近 50% 的近端深静脉血栓进展为肺动脉栓塞,79% 的肺动脉栓塞患者合并下肢深静脉血栓。

易被忽视的深静脉血栓

深静脉血栓常发生在下肢,病情隐匿,症状不明显,容易漏诊,首次诊断为深静脉血栓形成的患者 28 天内的死亡率是非常高的,可达 9.4%。

致命的肺栓塞

　　静脉血栓的栓子脱落随血液循环进入肺动脉即肺动脉栓塞，也就是我们常说的肺栓塞。会引起呼吸障碍，甚至死亡，肺栓塞患者 28 天内的死亡率是 15.1%。研究显示，在这些有风险人群中，有 50% 的人没有接受预防措施。一旦发生血栓，患者住院天数延长、医疗费用增加、治疗周期增长、影响患者生活质量，严重时可导致死亡。

产后为何血栓找上门

产后容易血栓是因为产妇的机体处于高凝的状态。高凝是机体为了应对产后出血的本能生理机制。妊娠期，由于机体调节变化，产妇处于高凝状态，以利于止血。胎盘剥离后，子宫胎盘附着的地方迅速形成血栓堵住开放的小血管，减少产后出血量。这种状态在产后早期仍存在，纤维蛋白原、凝血酶、凝血酶原等一直会持续到产后 3~4 周才降至正常。高凝状态一般产后需要 2~4 周才能恢复正常，因此，在产后 2~4 周内发生下肢静脉血栓妇女的数量是非妊娠妇女的 4~5 倍。产后产妇要特别小心血栓发生！

除了孕期生理性的高凝适应变化外，还有一个因素，那就是腹压增高。怀孕后 3 个月起，孕妇腹部开始膨隆并且逐步加重，产前为最高峰。在产后 10 天内，子宫尚未降至骨盆腔内，腹压仍然较高。升高的腹压可对下腔静脉及双侧髂静脉造成压迫作用，致血管阻力增加，直接或间接阻碍下肢静脉回流，导致下肢静脉回流缓慢，导致血栓发生。

下肢静脉血栓会导致产妇死亡，故下肢静脉血栓在孕产期内预防、早期诊断、及时治疗显得非常重要。预防是降低下肢静脉血栓发生率的有效方法，合理的预防措施可以降低 63% 的血栓形成风险。

　　当产后出现小腿痛，一定要警惕血栓。由于盆腔静脉密集，静脉壁薄，加之膀胱、生殖器官、直肠 3 个系统静脉丛彼此相通，故易使盆腔淤血、血流缓慢，右侧髂总动脉在左侧髂总静脉前方越过，由于右侧髂总动脉的骑跨和腰骶部前凸的挤压，造成左下肢血流滞缓，而且左下肢静脉的回流途径较右侧长而曲折，故左下肢深静脉血栓发生率较高。然而右下肢一旦发生血栓，肺栓塞的机会多于左下肢。

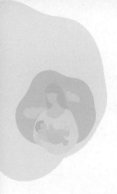

血栓偏爱哪些产妇

妊娠合并糖尿病、妊娠合并高血压和多胎的产妇

这部分产妇常存在血液黏稠度高,血管内皮损伤的情况,进而易导致血栓形成。此外,这部分产妇常存在体重偏重或产后活动受限。因此,这部分产妇在产后更要警惕血栓的发生。

有静脉曲张的产妇

有妊娠合并静脉曲张和静脉血栓病史者的产妇静脉血栓的复发率约为每年 5%,并会随着接受手术次数的增多而升高。静脉曲张常找上久坐或者久站职业的人群,所以有静脉曲张的产妇产后要警惕血栓。采取措施预防,方可减少血栓的发生率。进行踝泵运动是有效预防血栓的方式。

有血液系统疾病的产妇

妊娠合并血液系统因素也会增加血栓形成的风险,如血小板计数增加、遗传性或获得性血栓形成倾向,因贫血而应用红细胞生成素治疗,红细胞增多,慢性缺氧,骨髓增生性疾病,白细胞升高,慢性盆腔感染致静脉壁炎症。因此,有血液系统疾病的产妇产后要警惕血栓。

进行过麻醉和手术的产妇

麻醉和手术也会导致产妇容易发生血栓。剖宫产麻醉导致麻醉平面以下静脉血管扩张、血流速度减慢、下肢肌肉松弛,使小腿静脉丛内淤血,加之手术时制动,静脉丛内血液较长时间的淤滞,增加了静脉血栓形成的危险性;而顺产不需此麻醉,但是顺产时截石位,外加长时间的制动,也同样增加了血栓发生的风险。

手术带来组织损伤,损伤血管内皮激活外源性凝血系统,引起继发性凝血功能增强。组织成分大量入血,促进血小板和凝血因子活化,造成血液处于高凝状态。手术后深静脉血栓的发生率为17%~20%。产妇因疼痛等原因活动减少,下肢肌肉处于松弛状态,血液滞缓,增加了血栓发生的风险。剖宫产患者术后血栓风险增加。因此,麻醉过的产妇产后要警惕血栓。

高龄产妇

随着二孩、三孩政策的开放,高龄产妇逐年增加,年龄作为血栓的高危因素,同样影响孕产妇的安危。研究表明,孕产妇年龄每增长 20 岁,静脉血栓发生的风险增加 10 倍。所以,高龄产妇产后请注意,血栓离你很近,不要疏忽了。

有妇科肿瘤的产妇

伴随妊娠年龄的增加,很多孕前有妇科恶性肿瘤的患者也在逐年增加。妇科恶性肿瘤术后静脉血栓栓塞症的发生率较良性疾病术后明显增加,分别为 19.6%~38.0% 和低于 14.0%。妇女肿瘤术后(如葡萄胎)有生育需求者,发生血栓的概率会增加。因此,有妇科肿瘤的产妇产后要警惕血栓。

有过化疗史的产妇

化疗在改善妇科恶性肿瘤预后中发挥了显著的作用,但它也是导致静脉血栓栓塞症的危险因素。化疗导致一些促进促凝蛋白水平升高,抗凝蛋白水平下降,纤溶抑制,血小板活化增加,中性粒细胞黏附作用增强,蛋白 C 途径抑制,肿瘤细胞溶解释放促凝物质及细胞因子等,可能会诱发静脉血栓栓塞症。

肥胖的产妇

体重指数（BMI）是深静脉血栓发病的独立风险因素，尤其是 BMI ≥ 25kg/m² 者。体重指数会随生活水平和饮食习惯而改变，目前肥胖患者越来越多。这也是为什么孕期需要严格控制体重的原因之一。肥胖的产妇很容易发生血栓。

产后血栓的发现与处理办法

产后血栓预防大于治疗

产后产妇常常喜欢卧床休息，容易导致血栓。静脉血栓栓塞症是一种易预防、可预防的疾病，多数肺栓塞患者死亡原因不是治疗的失败，而是预防的疏忽及诊断滞后。尽管在欧洲、美国和中国都有静脉血栓栓塞的指南，但是对住院患者给予及时、有效的风险评估和预防措施的情况并不乐观。在美国183个机构中，有5 451例患者连续使用超声证实深静脉血栓形成，只有42%的住院患者在深静脉血栓形成前30天内得到预防，而对静脉血栓栓塞的重视不足，没有形成规范措施，没有足够的人力完成则是重要原因。有研究表明，中国护士在工作中已经意识到静脉血栓预防、护理的重要性，但缺乏静脉血栓风险评估和规范化的静脉血栓预防措施。

虽然动静脉血栓的形成原因并不相同，但生活中的某些坏习惯却是导致血栓的高危因素。所以本着"早发现、早预防"的原则，注重日常生活方式在一定程度上可以有效预防动静脉血栓的发生。

如何预防和评估血栓的发生

一般在产后1~2周发病,最迟6周,如果产妇出现肢体肿痛、活动受限、浅静脉扩张,有时伴有发热和肢体颜色的改变,要警惕是否发生了下肢静脉血栓,尤其以左下肢最易发。可通过彩色多普勒超声血流图像及时排除或明确血栓诊断。可以通过Homans 征(直腿伸踝试验)和 Neuhof 征(尼霍夫征)来自我快速检测是否发生下肢静脉血栓。小腿肌肉静脉丛血栓时,可出现压痛(Homans 征和 Neuhof 征阳性)。Homans 征,即直腿伸踝试验。检查方法:患者仰卧,膝关节伸直,小腿略抬高。检查者手持足部用力使膝关节呈背屈,牵拉腓肠肌。患肢伸直,踝关节背屈时,由于腓肠肌和比目鱼肌被动牵拉而刺激小腿肌肉内病变的静脉,引起小腿肌肉深部疼痛即为阳性。尼霍夫征,也称腓肠肌压疼试验,患者仰卧屈膝,足跟平置检查台上,检查者用手指挤压腓肠肌,若有增厚、浸润感或压疼,为阳性,是小腿肌肉静脉丛或下肢深静脉栓形成的体征。

在产褥期,如果发现下肢有肿胀,应警惕下肢深静脉血栓。不过,妈妈们也不要太紧张,不是所有的下肢水肿都是血栓引起的。下肢生理性肿胀是很普遍的,多发生在妊娠6~9个月,是由于逐渐增加的子宫和胎儿压迫下肢血管,造成血液回流受阻而出现下肢的水肿。多胎妊娠的妈妈,或者工作中久坐久站的孕妈妈们在孕晚期都容易出现下肢生理性肿胀。一般产后水肿会消退,并且不会出现下肢疼痛,产后妈妈们可以自己检查看是否有血栓出现。

产后出现水肿伴随呼吸困难怎么办

产后如果发生呼吸困难、胸痛、束胸感、咳嗽等症状应该及时就医，必要时可行 CT 检查，排除肺栓塞。

血栓是可以预防的

下肢静脉血栓很危险，但是日常的一些看似简单的预防却可以降低其风险，可以从饮食、运动及肺功能锻炼、热水泡脚等方面准备。

1. 合理饮水　血栓就像江河里的泥沙，水的流速慢了就容易导致淤积。所以适量的"水流"是预防血栓的重要举措。因此，孕妇和产妇要重视水分的摄入，特别是围手术期水分的摄入，每天应不少于 2 000mL 水，针对病人术后进食少，大量出汗、呕吐、摄入量不足的问题，需遵医嘱保证补充足够的体液，以保证水、盐、电解质的平衡，纠正脱水，防止血液浓缩。

饮水应少量多次。常常有人一听说饮水可以预防血栓就抱着杯子牛饮，这种做法是错误的。孕晚期，随着子宫增大，膈肌上抬，产妇饱腹感强，一次性大量饮水会造成不适，甚至恶心和呕吐。产后的妈妈们，胃酸分泌减少，剖宫产的产妇肠蠕动恢复慢，大多有腹胀情况，如果这个时候一次饮用太多的水，会加重腹痛和切口痛。所以,孕妈们可以小口喝水,一次喝 3~4 口,这样既可以缓解口渴的感觉,补充充足的水分,又可以避免出现恶心和腹胀。

2. 合理饮食 鼓励进食低脂、高纤维、易消化的食物,少食多餐,避免便秘导致血压升高,而影响下肢静脉血液回流。避免高血脂导致血液黏稠度增大,增加血栓风险。

3. 合理运动 下肢踝泵运动口诀:一勾,二绷,三左摆,四右摆。

第一式:一勾。

取卧位或者坐位,双脚用力勾起,逐一收紧小腿部、大腿部、臀部、盆底部、腹部肌肉,保持肌肉紧张至少 6 秒以上,感受上述肌肉微微发酸和发热,然后逐渐按腹部、盆底部、臀部、大腿部、小腿部的顺序逐渐放松肌肉。

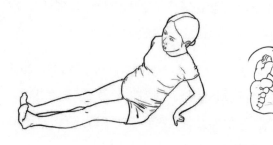

第二式:二绷。

双脚缓慢地向前绷直,足背、膝盖肌肉的紧张,保持 6 秒以上,反复6次。

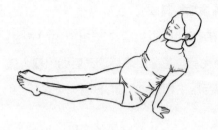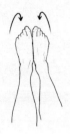

第三式:三左摆。

向左摆动脚踝,感受肌肉放松,反复6次。

第四式:四右摆

向右摆动脚踝,感受肌肉放松,反复6次。

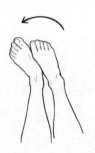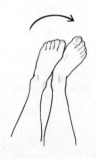

4. 肺功能锻炼预防肺栓塞　深呼吸和有效咳嗽,如病情允许,术后有效镇痛可以缓解疼痛,促进患者早期下床活动。可以在术后进行吹气球训练,促进肺复张,训练肺部功能。吹气球训练可以使肺内压增高,肺内空气向低压的支气管挤压,促使不张的肺得以复张。选择直径约 5cm、完好无漏气的普通气球,气球容量 ≥ 500mL,嘱患者缓慢地将其吹大,注意不要漏气。如果身体虚弱,暂时无法吹大气球者,可以做噘嘴吹气动作,也同样达到增加阻力,促使肺复张,避免肺部感染。术后活动后如出现心慌、气急、胸痛等症状,应及时与医生和护士沟通,警惕肺栓塞。

5. 产后热水泡脚,舒身又舒心　分娩后丈夫可以给妻子准备水温40~43℃的水泡脚。术后1天,没有不适时,可早晚各1次,每次 10~15 分钟。泡脚有 3 个目的:①促进产妇的血液循环,促进舒适度;②让产妇增加活动量,促进肠蠕动和食欲;③通过这个过程,增进夫妻的感情,让产妇在产后特殊的时期得到更多的关注和爱护,提升幸福感,减少出现产后抑郁的风险。

术后发生下肢血栓怎么护理

如果发生了下肢血栓,也不要太焦虑,掌握以下的要点,配合治疗即可。卧床休息 2 周,注意患肢保暖,同时抬高患肢20°~30°,忌过度伸展下肢或在膝下垫枕,以避免引起膝关节屈曲和压迫静脉。急性期(发病后 7 天以内)应绝对卧床休息,禁止大幅度的肢体活动或用手按揉患肢皮肤,同时避免用力排便,以防血栓脱落,导致肺栓塞。对于可能发生或者已经发生了下肢血栓的孕产妇，医生护士会使用低分子量肝素抗栓治疗，在用药治疗期间需要观察有无出血倾向，有无鼻衄、齿龈出血、血尿、黑便、皮肤瘀点瘀斑等症状，尤其是观察意识变化情况，如呼之不应等，一经发现上述症状应立即通知医生。养成良好的习惯，进食软食，不可以抠鼻子，以免发生出血。在急性期后坚持每晚热水泡脚，以促进血液循环，建议多食清淡、易消化饮食，减少脂肪的摄入，同时戒烟酒。对于症状较重者除上述治疗外，患肢缠绕弹力绷带或穿弹力袜 3~6 个月。遵医嘱到医院随访。

6 产后运动有讲究

产后适时、适度的运动不但可以帮助产妇恢复体能，更能预防血栓、预防盆底功能障碍性疾病，还有助于尽快恢复体态。

顺产后，运动更健康

　　顺产后可以下床活动，正常的散步、下蹲、坐，都没有问题。当改变体位时出现头昏、眼花、冒冷汗，应及时坐下，警惕体位性的低血压发生，以免跌伤。

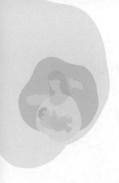

腰背不适，臀桥运动做起来

如出现腰背部不适时，建议做臀桥运动，以帮助缓解腰部不适、缓解下肢水肿、预防血栓和恢复体力。以下动作应量力而行，循序渐进，可以在家属帮助下完成被动运动，根据自己的能力选择动作，每次活动 20 分钟左右，感到疲惫或者全身发热出汗但不感心慌不适即可休息。每天可做多组，贵在坚持。

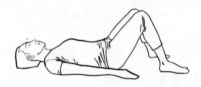

动作要领：双足与肩膀同宽，屈膝平卧，调整自然呼吸，全身放松。

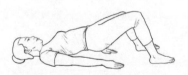

动作要领：双足与肩膀同宽，屈膝平卧，双手撑地，收紧会阴部的肌肉，尽量抬高臀部，感受后背肌肉的紧张，保持数秒；也可以左右扭动腰部，进一步放松腰部的肌肉。期间应保持自然呼吸，

不要屏气,肩膀和颈部肌肉不要过度紧张,可用手臂稍用力支撑床面来保持身体的平衡。

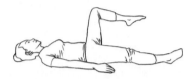

动作要领:缓慢将单侧下肢向腹部收,剖宫产或者觉得抬腿困难者,家属可以帮助产妇做以上动作的被动运动。

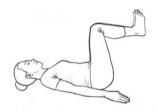

动作要领:双手撑地,缓慢将双侧下肢向腹部收,剖宫产或者觉得抬腿困难者,家属可以帮助产妇做以上动作的被动运动。

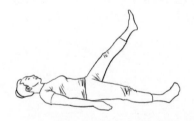

动作要领:双手撑地,单腿伸直,缓慢抬离地面,保持腿部伸直,将下肢向腹部收,剖宫产或者觉得抬腿困难者,家属可以帮助产妇做以上动作的被动运动。

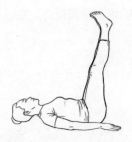

动作要领:双手撑地,双腿伸直,缓慢抬离地面,保持腿部伸直,将下肢向腹部收,剖宫产或者觉得抬腿困难者,家属可以帮助产妇做以上动作的被动运动。

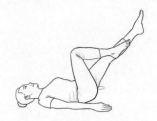

动作要领:双手撑地,双腿伸直,缓慢抬离地面,保持腿部伸直,将一侧下肢向腹部收,左右交替进行。剖宫产或者觉得抬腿困难者,家属可以帮助产妇完成以上动作的被动运动。

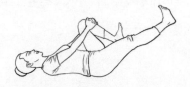

动作要领:一手抱膝,收紧核心肌肉,稍用力收大腿贴近腹部,保持另一侧腿绷直并固定上图动作,左右交替进行。剖宫产

或者觉得抬腿困难者,可在家属帮助下完成或暂缓完成该动作。

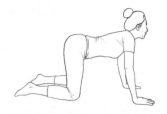

　　动作要领:产妇跪于床上呈俯伏状,双膝分开与肩同宽,腿部与平面呈 90°,不要耸肩或者塌肩,腰部伸直,头部尽量地上扬,腰部进行左右旋转动作,进一步放松后背。

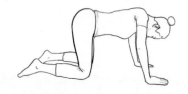

　　动作要领:产妇跪于床上呈俯伏状,双膝分开与肩同宽,腿部与平面呈 90°,不要耸肩或者塌肩,腰部伸直,用下颌去紧贴前胸,感受背部和颈部肌肉的拉伸,感受脊椎在一节一节的拉伸。

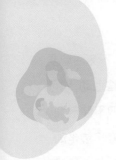

剖宫产术后,你活动对了吗

剖宫产术后 6 小时内,在麻醉知觉未恢复前,产妇常会感受到下肢的麻木,就像蚂蚁在爬,很不舒适。在这个时段,家属可以给予产妇下肢做被动踝泵运动:①用手掌推压产妇足尖,做背屈动作,保持 6 秒以上,感受小腿肌肉的紧张,然后用力向下拉伸10 下,重复 20 次,每小时做 1 组;②踝关节旋转练习,由内向外旋转踝关节,每次旋转 30~40 次,每小时重复 1 组;③将小腿屈曲,轻捏小腿肚,由下至上,力度适中。

剖宫产术后 4~6 小时后麻醉知觉逐渐恢复,产妇若没有出现恶心等不适症状,应指导其尽早自行做下肢功能锻炼:①踝泵运动,详见前面踝泵运动;②踝关节旋转练习,用劲由内向外旋转踝关节,每次 3~4 次,每次重复 5~10 次;③直腿抬高锻炼,产妇绷紧大腿前方肌肉,尽量伸直膝关节,抬高下肢离开床面(距床面10cm),保持 5~10 秒后慢慢放下,每次 10~20 次,每小时 1 次,训练以大腿肌肉感觉不疲劳为宜。坚持做下肢功能锻炼可以减少产妇直立性低血压的发生。注意事项:以上运动中务必收紧每一块肌肉,才能达到锻炼的最大化收益。

要在坚持做下肢功能锻炼的同时尽早下床活动，下床活动要注意防跌倒。下床活动可以采用"3个5分钟"的方法活动，即可以先摇高床头，让产妇坐5分钟；若无不适，产妇可双下肢落地，坐5分钟；仍无不适，则可站立5分钟；如无不适，可在床边走动，时间以不感觉疲劳为宜。每天可多次下床活动。术后第1日，可在床旁、病室内行走，每日2次以上，每次5~10分钟；术后第2日后，可在病区内行走，每日多次，每次20~30分钟，量力而行。

上述放松和缓解腰背疼痛的动作在剖宫产后也需要进行练习。

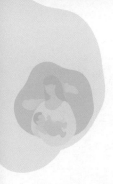

产后如何运动、带孩两不误

利用碎片时间,爸爸妈妈齐上阵,快乐带孩,快乐健身。

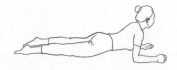

　　对于刚开始训练的妈妈来说,可以先采用趴卧的方式,用手肘撑地,把宝宝放在垫子上,用温暖的眼神和甜美的声音跟宝宝说话。这样产后锻炼和育儿两不误。妈妈和宝宝都能收获愉悦的心情。

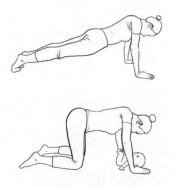

　　妈妈在做平板支撑等练习的时候,可以把宝宝放在垫子上,

爸爸也可以参加到训练中,一家人一起说说话,身体锻炼了,家庭关系也更加融洽。

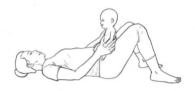

当宝宝能坐以后,妈妈可以让宝宝坐在自己的肚子上完成腹部的运动,和孩子一起收获健康和快乐!妈妈也要鼓励爸爸来做同样的动作,增进亲子关系。

7 产后盆底康复是大事

重视产后盆底康复，提高产后生活质量。

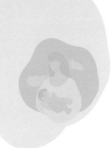

盆底功能障碍离产妇有多近

女性的盆底肌就像一个吊床

女性盆底肌，像吊床一样承托和支持着膀胱、子宫和直肠。这层支持结构的稳定性又依赖于通过侧方连接的盆腔筋膜腱弓和耻骨阴道肌、耻骨直肠肌、耻骨尾骨肌和肛提肌的收缩作用达到控制大小便和调节性生活的作用。

女性正常盆底的功能维持需要完整的肌肉、结缔组织和神经的相互作用。肛提肌在盆底支持中起最主要作用，该肌群由3部分组成：耻尾肌、髂尾肌、坐尾肌，肌肉中70%为Ⅰ类肌纤维，Ⅰ类肌纤维主要维持静息条件下的支持功能，肌力下降则表现为持续漏尿、子宫脱垂等。盆底30%的肌肉为Ⅱ类肌纤维。包括会阴浅横肌、球海绵体肌、坐骨海绵体肌及肛门括约肌4组肌群，都是以Ⅱ类肌纤维为主，Ⅰ类肌纤维为辅的，主要施行临时控尿机制。Ⅱ类肌纤维主要维持动态条件下的盆底支持功能，肌力低下表现为性功能障碍和排尿控制能力下降。

妊娠是盆底肌松弛的元凶

妊娠对盆底结构和功能的影响主要是妊娠期腹部向前向下突起，腰部向前突起，子宫重量的日益增加，使腹腔压力和盆腔脏器的重力直接增加给了盆底支持的组织，如果我们盆底的肌肉不够强健，起支持作用的"吊床"就会被破坏。妊娠期时，机体为了应对分娩而发生了一系列生理机制改变，如雌、孕激素和血清松弛素的升高，使盆底肌肉松弛有利于分娩，但是也增加了盆底脏器脱垂的风险。伴随着子宫的增大、胎儿及母亲体重的增加及雌、孕激素的改变，使骨盆底和盆腔脏器支持结构松弛、下降。妊娠晚期宫颈扩张、胎头下降压迫甚至损伤盆底神经结构可导致去神经化，盆底结构和组织的松弛可导致盆底神经肌肉接头撕脱、尿道产生过度活动，若腹压增加时，便会发生尿失禁、大便失禁、性功能障碍等症状。

分娩是如何损害盆底肌的

分娩时，母体为了适应胎儿娩出，盆底肌肉会充分扩张，肌束充分展平分开，肌纤维拉长，从而使韧带、筋膜等出现不同程度损伤，如果有会阴侧切或阴道严重裂伤可加重盆底组织的损伤，影响产后肌肉功能恢复。产褥期间经常使用腹压、过度劳累、抱婴儿站立时间过久等，易使肌肉进一步松弛及损伤，导致盆底筋膜及肌肉对盆腔脏器的支持力减弱,造成对盆底肌的损伤。

而且随着年龄增长,体内生理功能的下降,盆底肌松弛,肌肉强度减弱,控制力变弱,盆底功能障碍性疾病也会随之出现和加重,严重影响女性生活质量及身心健康。此外,老年妇女也是脏器脱垂的高危人群哟。

什么是盆底功能障碍性疾病

盆底功能障碍性疾病是指各种病因导致盆底支持结构薄弱而造成盆腔脏器位置和功能异常的一组疾病,包括盆腔器官脱垂、性功能障碍、尿失禁、大便失禁。中国 45% 的已婚已育妇女患有不同程度的盆底功能障碍性疾病。在中国约有 1/5 产妇在产后有尿失禁情况,约 1/4~1/2 成年妇女有尿失禁经历,1/4 的 65 岁以上老人和妇女都患有不同程度的尿失禁。据悉,仅北京地区女性尿失禁患者发病率就高达 46.5%,且年龄越大发病率越高。78% 的已育妇女因阴道松弛而出现夫妻性生活不满意。盆底功能障碍性疾病普遍而易发生,但是由于女性羞于诉说或者不重视,因此实际上给予干预的人数较少,对于夫妻性生活质量的改善则更少。

1. 盆腔器官脱垂找上门 子宫脱垂是指子宫从正常位置沿阴道下降,宫颈外口达坐骨棘水平以下,甚至子宫全部脱出阴道口外。常见症状为自觉腹部下坠、腰酸、走路及下蹲时更明显。轻度脱垂者阴道内脱出物在平卧休息后能自行还纳,严重时脱出物不能还纳,影响行动。子宫颈因长期暴露在外而发生黏膜表面增厚、角化或发生糜烂、溃疡、白带增多,有时呈脓样或带血,有的发生月经紊乱,经血过多。伴有膀胱膨出时,可出现排尿困难、尿潴留、压力性尿失禁等。

2. 盆底肌损伤导致性功能障碍,那些难以启齿的事 除了子宫脱垂外,盆底肌受损后,产后女性易出现性功能障碍。主要表现为性欲、性兴奋和性高潮等出现障碍和性交痛。女性产后性功能障碍是由于参与性活动的器官、组织、神经及激素水平等在分娩后发生变化所导致的。妊娠及分娩导致盆底神经肌肉组织结构损伤是产后女性性功能障碍的主要原因。会阴侧切、会阴裂伤是产后性交困难的主要危险因素。会阴侧切分娩的女性产后性欲、性高潮及性满意度降低,性交痛及阴道润滑差的发生率显著升高。妇女孕前性问题的发生率仅为 1% ~38%,产后性问题的发生率明显增加至 49% ~83%,初产妇产后性问题的发生率高达 70.6%。除了生理上的改变,妻子在转变为母亲的角色后,关注力大多放在新生宝宝身上,外加睡眠的不连续性,往往更容易出现产后女性性功能障碍,丈夫要从生理、心理上关注和关心妻子,正视产后女性性功能障碍的问题,不要回避,共同探讨解决办法。具体内容见性生活与避孕章节。

3. 笑尿了? 这一点都不好笑 盆底肌受损后,产后女性还易发生压力性尿失禁。压力性尿失禁指产妇在产前或产后 6~8 周运动、打喷嚏、咳嗽或大笑等腹压突然增加的情况下，出现不自主的尿液溢出。随着人们生活质量的提高，妊娠与分娩对女性盆底功能的影响使得压力性尿失禁在产后愈发受到重视。有研究指出，产后 3 个月产妇压力性尿失禁发生率为 33%，且侧切组高于非侧切组。

盆底肌损伤和康复重在预防

孕前盆底肌的储备很重要

损伤常发于薄弱的地方，就像气球，薄的地方容易破，孕前盆底肌的锻炼和强化可以帮助减少产时的盆底肌损伤，也更有利于产后盆底肌的恢复。整体理论（integrity theory）认为不同腔室、不同阴道支持水平共同构成一个解剖和功能的整体，不同腔室和水平的脱垂之间相对独立。骨盆底是由多层筋膜和肌肉组成，封闭骨盆出口，承托盆腔脏器。这些筋膜和肌肉共同支撑着盆底，盆腔可以分为3个水平，例如第一水平缺陷可导致子宫脱垂和阴道顶部脱垂，而第二、第三水平缺陷常导致阴道前壁和后壁膨出；不同腔室和水平的脱垂之间又相互影响，因此，充分的锻炼是非常有用的（详见盆底肌的锻炼和康复章节）。

分娩后，阴道腔扩大，阴道壁松弛，肌张力降低，黏膜皱襞减少甚至消失。阴道腔于产褥期逐渐缩小，阴道壁肌张力逐渐恢复，约在产后3周逐渐恢复，但紧张度不能完全恢复如未孕状态，需要进行盆底康复治疗和训练，可以避免在围绝经期因盆底松弛而发生张力性尿失禁等影响生活质量等问题。

减少产后造成盆底损伤的因素

产后任何使腹内压突然增加的因素都会增加产妇的盆底损伤。手术后的剧烈咳嗽、恶心、呕吐、严重腹胀以及术后便秘、排便困难等都可使腹压增高，使切口处于一种不稳定状态，影响愈合过程。咳嗽使切口产生震动容易造成纤维组织的断裂。咳嗽的产妇应积极控制呼吸道炎症，适当给予止咳剂，指导产妇咳嗽时压住伤口，以减少震动。对便秘、腹胀、产后尿潴留产妇应及时处理以减轻腹内压力。告知产妇短时间内伤口愈合是欠牢固的，应注意避免引起腹内压突然增加的因素。

破坏膀胱和盆底的坏习惯

日常生活中要规避一些常见产后破坏膀胱和盆底的坏习惯。

1. 憋尿太久 憋尿太久会使膀胱膨胀，过度充盈，增加尿路感染的风险，并向下向盆底施加压力。

2. 太频繁的排空 太频繁的去厕所会让膀胱慢慢缩小，让排尿变得越来越迫切。

3. 排尿或排便太用力 看起来好像您在帮助身体排尿或排便，但事实是这样做会增加对括约肌的压力，反而会弱化括约肌。

4. 为了不漏尿而少喝水　如果没有摄入足够的水分,会使身体脱水,这对肾脏有害,并会增加便秘的风险。脱水会提高尿液浓度,刺激膀胱黏膜,促进细菌产生以及增加尿路感染的可能性。

5. 做高强度的腹部锻炼　一些腹部锻炼会对盆底肌肉施加过大压力。为了避免漏尿,建议不要使用过重的腿部负重器械,并且避免在产后过早进行,卷腹和仰卧起坐等运动。

6. 站立时倾斜骨盆　这是一种站姿习惯,有些人站立时倾向于把臀部轻轻向前推。这种姿势缩短了盆底肌肉并影响正确的脊柱位置,盆底肌和正确的脊柱位置对健康的膀胱和肠控制起到支持作用。

7. 饮用过多含咖啡因或含糖的饮料　比如咖啡和茶,这些饮料有利尿作用,这就意味着他们会增加去厕所的次数。

8. 进行高强度训练　高强度的冲击和运动会对盆底肌产生不利影响。产后应避免过早进行长跑,下坡滑雪、跳绳等运动。

9. 讳疾忌医　漏尿、漏便是很令人尴尬的事。这使许多女性犹豫是否寻求医生的帮助。如果您正在努力与大小便失禁作斗争,请告诉医生或护士,他们将评估您的情况,如果需要,他们会提供医疗指导。

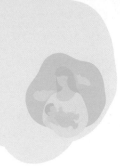

盆底损伤的自我评估与诊断

产妇如何知道自己的盆底损伤情况呢？一般来说，到医院就诊时，医生会进行一个盆底肌肉的评估和检测。盆底肌力检测方法如下：产妇平躺，床头摇高45°，屈膝分开。检测者左手放置于产妇腹部，指导其放松后，右手示指及中指缓缓进入阴道，再用口令使产妇收缩阴道，尽量不要收缩腹肌，以此来检测Ⅰ、Ⅱ类肌纤维的情况，共分为6级。

0级　手指感觉不到肌肉收缩动作，但不能区分完全无收缩力还是患者不懂收缩。

1级　能感觉到肌肉轻微收缩（蠕动），但不能持续。

2级　能明显感觉肌肉收缩，仅能持续2秒，并能完成两次。

3级　肌肉收缩能使手指向上、向前运动，持续时间达3秒，能完成3次。

4级　肌肉收缩有力，能抵抗手指的压力，持续时间达4秒，能完成4次。

5级　肌肉收缩有力，能持续对抗手指压力达5秒及以上，完成5次以上。

肌力≤3级为异常。

产后姿势对盆底肌保护和修复的意义

产后姿势对盆底肌的保护很重要。产后女性要十分注意不同条件下的姿势,坐马桶、身体直立、起床及下蹲等都需要格外注意。此外,不同姿态下的运动也有助于身体的恢复和盆底机能的修复,正确的姿势还有利于减少腰、背疼痛的发生率。

产后各个姿势下的运动可以在产后清醒后即刻开始做,循序渐进,您可以选择自己能力之内的动作做,在做动作时如果感到疼痛等不适,请暂缓。以自己做完微微出汗不感觉累为准,早中晚各 1 次,每次 15 分钟左右,直至产后 6 周。

坐姿及坐位运动姿势

1. 坐位时应直背,双膝自然分开,双脚平放地面,把体重落在坐骨和耻骨,从头顶起身体直立,感受从后背到颈部的拉伸,保持这个姿势,吸气同时打开腹腔和胸腔,如果腰部瘫软,重复身体挺直动作,让盆底肌、核心肌和脊柱肌参与作用。

2. 排尿时腹部放松但同时保持后背挺直,和腿呈现 90°,这样可避免排尿时腹壁因紧张而影响盆底肌放松而导致的排尿习惯改变。

3. 在床上可以采用盘腿坐的姿势训练,可将两脚心相对,双手按压膝盖,收紧盆底肌肉,挺直后背,保持这个姿势,吸气同时打开腹腔和胸腔。

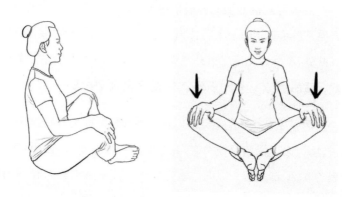

4. 避免错误姿势,如跷二郎腿或长时间单侧背包或抱宝宝,长时间不正确的姿势会造成一侧肌肉酸痛甚至出现骨盆倾斜,当妈妈发现产后两脚不等长,应该及时纠不良习惯和姿势,可多训练正确的产后站、坐、蹲的姿势,强化运动(详见产后运动章节),保持肌肉平衡和健康。

站立位运动姿势

通过向上延展上肢、左右侧腰、前弓步、侧弓步运动可以增加肌肉的强度,强化盆底肌。活动量以活动后感到微微发热出汗但是不累为最佳。

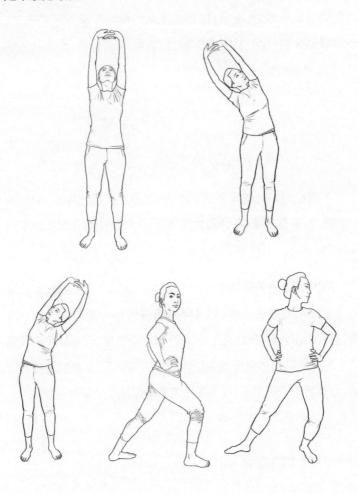

科学的起床姿势

在产后,由于有会阴或者腹部的伤口,产妇平卧直接起床会容易牵拉切口而引起疼痛;此外,仰卧起坐的姿势对妊娠分娩时已经受损的腹直肌带来损伤;另外,屏气用力起床会造成盆底和腹直肌的双重压力,所以,推荐起床采用侧卧位掌撑床的方法。产妇取侧卧位,用手掌支撑体重,起床前先深吸气,收紧盆底肌肉,可以避免卷腹动作对盆底的压力。

科学的下蹲姿势

下蹲前妈妈先收紧盆底肌肉,一条腿向前迈出半步,中心落在后腿上,直立下端,不要蹲太深太久,可以避免腹压增加对盆底的压力。

顺产后应避免重体力劳动和久蹲。盆底肌及其筋膜因分娩而过度伸展使弹性减弱,且常伴有肌纤维部分撕裂。产后一周内,盆底组织水肿消失,组织张力开始逐渐恢复,若盆底肌及其筋膜发生严重撕裂造成骨盆底松弛,加之产褥期过早参加重体力劳动,可导致阴道壁膨出,甚至子宫脱垂等盆底功能障碍性疾病。

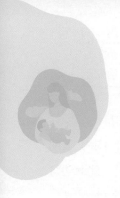

盆底肌的锻炼和康复

凯格尔运动

产后及早地进行盆底康复治疗尤为重要。具体的方法是盆底肌肉锻炼凯格尔运动（Kegel 运动），又称为骨盆运动，俗称盆底肌运动。Kegel 运动是 1948 年由 Arnold Kegel 首次提出，指的是有意识地自主性收缩肛提肌为主的盆底肌肉训练法。有研究指出，Kegel 运动可以有效预防妊娠期及产后尿失禁及粪失禁的发生，避免阴道膨出、子宫下垂等现象，更能恢复盆底肌力，增加紧致，增强愉悦感。

1. Kegel 运动的正确方法　Kegel 运动的目的是强化盆底肌的 I 类肌和 II 类肌。

（1）I 类肌训练的目的是提高盆底肌肉的持久力和耐力，收缩盆底肌肉尽可能维持更长时间。

方法：收缩并保持盆底肌 6 秒，放松 10 秒，为 1 组，重复 20组，每天 1 次。

（2）II 类肌训练的目的是提高盆底肌肉的爆发力，使用最大力量收缩盆底肌肉。

方法:快速收缩和放松盆底肌5次,放松10秒为1组,重复20组,每天1次。

推荐Ⅰ类肌训练和Ⅱ类肌训练隔天练习,即在一周内,星期一、三、五、七训练Ⅰ类肌,星期二、四、六训练Ⅱ类肌。此运动可以随时随地进行,在步行时、乘车时、办公时都可进行。Kegel运动还可以配合阴道哑铃和盆底康复仪做练习,效果会更好。

2. Kegel运动注意事项　收缩阴道肛门时,不能使用腹部及大腿的力量。盆底损伤治疗期间请不要做增加腹压的锻炼(如仰卧起坐、长跑、跳绳、网球、羽毛球等高强度运动)。治疗期间不能使用收腹带,不能穿塑身衣裤。生活及工作中尽量避免重体力劳动、久坐、久走(久坐、久走3小时以上)。养成良好的排便习惯,避免便秘。如无法避免的负重、跑、跳、咳嗽等动作,请先收缩阴道和肛门。

3. 如何判断Kegel运动是否做对　正确收缩盆底肌是治疗成功的关键,如果你在训练后感到小腹酸痛或者臀大肌、腰酸痛,就要考虑收缩方法有误。在临床应用中发现几乎有一半的患者不能正确收缩盆底肌群,而是错误的收缩腹部肌肉和臀大肌,不仅起不到治疗作用,反而会加重病情。

4. 做不对Kegel运动,我有妙招　对于不能正确收缩盆底肌的产妇,建议进行盆底肌运动＋生物反馈治疗。生物反馈是通过给予一定的电刺激,经过肌电图、压力曲线等形式把盆底肌肉活动的信息转化成听觉、视觉信号反馈给患者,指导患者进行肌肉生物反馈、膀胱生物反馈、A3 反射、场景反射等来主动恢复和加强盆底肌肉正常的收缩功能,同时还可以纠正错误的盆底肌肉运动。多数报道生物反馈治疗有效率为 70% ~80%,其效果受年龄、产次、体重、盆腔手术史、症状严重程度、肛提肌的强度和收缩情况以及尿道内压力等多种因素影响。因此在治疗前应对患者进行全面盆底情况评估,根据盆底受损情况制定出不同的个性化治疗方案以提高治疗效果。

蚌式运动配合 Kegel 运动可以强化盆底肌

第一步 取侧卧位,臀、肩保持在一条直线上。

第二步 双膝弯曲,踝关节并拢,保持骨盆固定,慢慢地将一侧膝盖抬起,然后慢慢放下,注意保持平稳。身体两侧分别操练,每侧重复 5~10 次。

第三步 双膝并拢,在之间放 1 个软球,挤压软球,期间保持轻松呼吸,之后停止挤压放松 5 秒。重复做 5~10 遍。

第四步 采用脉冲式挤压两膝之间的软球 5~8 次,然后放松,重复 5~10 次。

做蚌式运动时注意收紧盆底肌肉,正常呼吸,避免屏气。

家庭康复器（阴道哑铃）训练

居家盆底训练可以辅用阴道哑铃。

1. 训练方法　每天 1 次，每次 20 组（一天 I 类肌训练，一天 II 类肌训练）将康复器置入阴道内 1 指节（相当于 2~2.5cm）深的位置，开始练习。

2. 训练体位及动作　第 1 天站立位，双脚并拢；第 2 天站立位，双脚分开平肩宽；第 3 天，行走；第 4 天，上下楼梯；第 5 天，下蹲；第 6 天，搬重物；第 7 天，咳嗽；第 8 天，跑步；第 9 天，跳跃（双脚跳、单脚跳）。其中任何体位，若哑铃会掉出，就要反复训练此体位，待不会掉出后，顺延继续下一体位。

康复器分为 5 个型号。先从 1 号哑铃开始，以下所有动作都能控制哑铃不掉出来，再换下一个型号，以此类推。

盆底肌的生物反馈训练和治疗

盆底肌的生物反馈训练和治疗包括以下 4 个阶段：①唤醒肌肉的知觉；②加强肌肉收缩的程度；③增强盆底肌肉的锻炼；④模拟腹压增加训练。

1. 电刺激联合生物反馈治疗激活你的本体感受器　电刺激联合生物反馈治疗，可唤醒产妇深层和浅层肌肉收缩的本体感觉,增强会阴与腹部收缩力,增加深层和浅层肌肉Ⅰ类和Ⅱ类肌纤维的收缩及肌力,另有研究结果表明,产后开始盆底肌功能锻炼能有效促进盆底肌功能的恢复,进而有效促进产后女性性功能的恢复,而且开始锻炼的时间越早,恢复效果越明显。产后6~8周后,产妇没有阴道炎症者可以进行盆底肌肉生物反馈+电刺激+阴道按摩治疗,产后半年内是康复治疗的黄金时机,治疗应维持12周以上为佳。生物反馈让产妇学会正确的盆底肌肉收缩方法,能自主控制盆底肌的收缩和舒张以及收缩的协调性,能有效促进因妊娠、分娩导致损伤的盆底肌力的恢复,电刺激及局部按摩缓解瘢痕痉挛,改善盆底组织的血液循环,提高其在性生活中的敏感性。盆底肌治疗每周2次,每次20~30分钟,1个疗程共15次。治疗期间指导产妇进行阴道瘢痕按摩,每天20分钟。

做盆底治疗和哺乳不冲突,母乳喂养和盆底治疗可以两不耽误。

2. 哪些情况适合做盆底治疗 产后要做盆底治疗的情况包括:①产后42天恶露已净,常规盆底肌肉锻炼;②计划第二次妊娠的经产妇;③各种尿失禁;④轻度、中度子宫脱垂、阴道膨出;⑤阴道松弛、阴道痉挛、性生活不满意;⑥反复阴道、尿道感染非急性期;⑦泌尿生殖修补术辅助治疗;⑧产褥期症状;⑨术后瘢痕疼痛。

3. 哪些情况可以考虑做盆底治疗 下述情况可以考虑进行

盆底治疗：①阴道出血（子宫复旧不良、月经量过多过少、人流术后等）；②装有同步心脏起搏器；③妇科术后 1 个月内（尿潴留、肠粘连、便秘、瘢痕疼痛等）。

4. 哪些情况绝对不可以做盆底治疗　下述情况严禁进行盆底治疗：①妊娠妇女；②恶性肿瘤；③盆腔、阴道、尿道急性炎症；④神经系统疾病。

关于腹直肌分离的那些事

什么是腹直肌分离

一些产妇产后已经很瘦了，但却还是有小肚子，甚至肚子在产后还像怀着一个宝宝似的。产妇如出现这样的情况，可以考虑是否出现了腹直肌分离。妊娠时，尤其是到了妊娠晚期，增大的子宫会使腹壁扩张延伸，两侧的腹直肌会从腹中线即腹白线的位置向两侧分离。正常情况下等到产后，腹壁会逐渐恢复，腹直肌会再向中线靠拢，通常半年到一年大致恢复。但如果遇到腹壁本身薄弱，或者双胞胎、胎儿过大、羊水过多，或者多次生产等情况时，产后半年腹直肌仍然不能恢复者就可能是发生了腹直肌分离症。每个个体腹壁的情况有所不同，腹直肌强度力量各有不同，前腹壁中央的腹白线的宽度和强度也各不相同。一般来说，腹直肌相对薄弱、腹白线强度低和腹白线宽度大的女性相对更容易产生腹直肌分离。就好比弹簧拉伸过度后变得松弛不能恢复一般，弹簧粗（腹直肌纤维粗且强壮）就比较不容易因为牵拉而变形。

腹直肌分离的自我检查

腹直肌分离典型体征如上述,通过体检可以了解两侧腹直肌之间的宽度,B超可以辅助诊断更准确地测量腹直肌分离的宽度和长度。患者也可以用如下方法进行自我检查:仰卧位两腿弯曲,暴露腹部,做抬头腹直肌收缩的仰卧起坐起始抬头动作,一只手从上向下用手指垂直下探,如有腹直肌分离存在,手指可探入腹腔,感觉有深沟存在。同时可以测量两侧腹直肌之间的距离。正常人没有深沟存在,腹直肌两侧之间的宽度不超过两指宽。产后当腹直肌分离大于两指宽,腹直肌丧失最大收缩力量而使腹部肌肉拉长,导致躯干的屈肌收缩明显减弱,会出现一个小肚子。

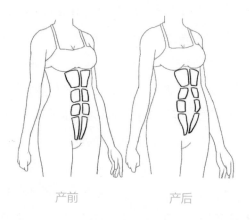

产前　　　　　　　　产后

腹直肌分离产妇的产后运动

1. 臀桥运动　孕期部分产妇会出现腹直肌分离,因此,产妇在产后当天就可以开始做桥式运动（详见产后运动章节），且无论顺产还是剖宫产的产妇都可以做。每天 3~5 次，每次不少于 30个，每次活动 20 分钟左右或者感到疲惫或者全身发热出汗但不感心慌不适即可休息，贵在坚持。

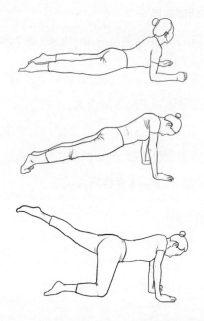

　　2. 产后切勿过早的做仰卧起坐　　仰卧起坐使腹直肌弯曲的动作，不利于腹直肌的恢复。推荐产后 28 天后，待腱鞘等愈合后，再逐步进行平板支撑训练，有利于腹肌的恢复。一般产后 6~8周腹壁恢复紧张度，但是大多不能恢复未孕状态。

　　早期核心肌肉强度不足时，若无法做到以上标准，也没有关系，量力而行即可。

对于腹直肌分离，预防重于治疗

在怀孕前就要加强腹直肌和盆底肌的锻炼。平日注意适当锻炼，加强腹直肌的强度，可以有效地减少产时和产后的腹直肌分离。怀孕时避免多胎、巨大儿等可能造成宫体膨隆过大的因素，有助于预防产后腹直肌分离。同时产后进行正确的锻炼也能有利于腹壁尽快复旧，避免腹直肌分离的加剧、避免手术。

产后一年之内、腹直肌分离的宽度小于3指之内的，经过收腹等正确的腹部锻炼有可能恢复正常。如果分离宽度超过3指，产后1~2年仍不能缩小恢复的应该考虑行B超检查，进行手术治疗。手术是将腹白线变窄、分离的腹直肌重新靠拢。手术可以通过开放手术和腹腔镜手术两种方式实现。

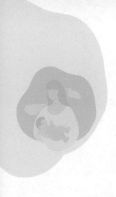

盆底肌损伤和功能锻炼的常见误区

误区一：只有顺产会引起盆底损伤

妊娠、产时、产后的不良保健都会引起盆底损伤。妊娠时胎儿及子宫重量增加，长时间压迫盆底肌肉，导致肌纤维变形、肌张力减退，因此，妊娠期间造成的盆底损伤对顺产或剖宫产都是一样的。分娩时，松弛激素释放，产道扩张，产道损伤及会阴侧切均会造成盆底损伤。产后，休息不好，过度用力，深蹲，负重等也会造成盆底损伤。

误区二：为了避免发生盆底功能障碍，那我选择剖宫产吧

选择性剖宫产对产后早期的盆底损伤有保护作用，但是临产后的剖宫产与阴道分娩相比，其保护作用有限。且有研究表明，从长期影响来看，阴道分娩与剖宫产相比，盆底功能障碍发生率并没有明显增加。选择性剖宫产时由于胎儿未经阴道娩出，因此，

产妇大脑未能接收由阴道分娩引起的负反馈调节信号,从而产生新的反应,使阴道一直处于相对疲劳的紧张状态而不能放松,因此选择剖宫产并不能完全对盆底功能产生保护作用。

误区三:早生、晚生对盆底的损伤都一样

大量研究表明高龄、胎儿头围 >38cm、孕周 >40 周、孕前或妊娠期糖尿病、巨大儿、第二产程延长、难产、阴道器械助产、会阴侧切等使盆底肌损伤加重。盆底支持系统的机械损伤、缺血再灌注损伤及缺损软组织重塑是阴道分娩导致盆底功能障碍性疾病发生的主要机制。随着产妇年龄的增高,阴道壁组织胶原含量逐渐降低,肛提肌裂隙增宽或断裂,左右侧耻骨直肠肌明显不对称,耻尾肌拉长变薄,盆底肌生理横截面面积减小、肌肉纤维化导致盆底及尿道周围肌肉松弛,收缩能力降低,盆腔器官支撑减弱,较低龄分娩更易引发妊娠期和产后盆底功能障碍性疾病。肥胖、多产次、第二产程延长、产钳助产、妊娠期糖尿病、巨大儿等加重盆底组织损伤的因素在高龄产妇中更常见,且阴道分娩和剖宫产的高龄初产妇较低龄初产妇均增加女性压力性尿失禁和子宫脱垂的发生风险。所以,趁年轻,在最佳的生育年龄时赶快生育吧。

8 淡定育儿的正确打开方式

妈妈在产后需要掌握宝宝的生理变化规律，学会顺势而为，让育儿的过程自然发生。

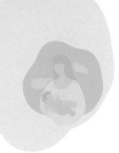

妈妈该为新生宝宝做些什么

宝宝出生后 90 分钟内应如何护理

室内温度保持在 25 ~ 28℃为宜,盛夏要适当降温,冬天则需要保暖。切忌门窗紧闭、通风差,同时也忌讳吹穿堂风。室内的光线不能太暗或太亮,有些家长认为新生儿感光较弱,害怕刺激眼睛,常常喜欢拉上厚重的窗帘,其实这是不宜的,应让宝宝在自然的室内光线里学会感知和适应日夜晨昏,建立生物钟,注意避免阳光直射眼部。

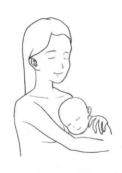

对生命体征稳定的早产儿,鼓励进行袋鼠式护理(kangaroo mother care,KMC),如图所示,可以由爸爸或者妈妈将宝宝抱于胸前,皮肤直接接触,宝宝头偏一侧,感受到爸爸妈妈的体温,听到心跳声,接受皮肤接触,可以帮助建立安全感。同时进行母乳喂养、监测并发症。对生命体征不稳定的早产儿,或体征稳定但无法进行袋鼠式护理的早产儿,才考虑使用暖箱或保暖台进行护理。

新生儿的内衣尽量选择柔软且易吸水的棉质材料为宜,最好不要用化纤或印染织品;衣服的颜色宜浅淡,便于发现污物,减少染料对新生儿皮肤的刺激。衣服尽量宽松,不妨碍肢体活动,易穿易脱;由于新生儿头部散热较大,气候寒冷或室温较低时应该戴小帽子,同样要柔软舒适。

新生儿睡觉的正确体位

新生儿的睡姿可以是仰卧或侧卧,新生儿头颅比较软,需要注意不能一直偏左或一直偏右,要左右交替侧睡,约每2小时更换1次体位,以防将来出现歪脖或歪头。有家长在一旁监护的情况下,足月儿可以平卧或者短时采用俯卧位,但俯卧必须拿去枕头,头侧向一面,严密监测。还需要注意的是,新生儿的寝具不要用过软的床垫,不要有枕头和玩具,不要盖过重、过厚的被子,不要有绳索或带子。还要堵好床周围的缝隙,用大毛巾或婴儿毛毯、被子盖在婴儿身上,而不是头部。

如何更换尿片

婴儿尿片的更换可参考下述步骤:①准备好新的纸尿裤,将新的纸尿裤有粘胶的那端垫在宝宝臀部下;②移除使用过的纸尿裤,打开纸尿裤时需注意避免粘贴划伤宝宝的皮肤。观察孩子的大、小便情况,纸尿裤上面通常会有两条或者三条黄线,如果有小便,黄线就会变成蓝色。如果纸尿裤上没有黄线,可用手轻捏纸尿裤,如果触及软软的、滑滑的物质,或看到尿印,可以考虑有尿;③用湿纸巾彻底擦干净宝宝臀部,做到勤检查、勤更换,如果有大便干结于宝宝臀部,要先湿润后再轻轻擦拭,以免损伤宝宝娇嫩的皮肤,如出现红臀可以涂紫草油或使用爽身粉、护臀膏;④替换新的纸尿裤,应一边按住纸尿裤边缘,一边贴腰贴,贴腰贴时要注意左右对称。避免压到脐部,松紧以2指松为宜。同时要调整纸尿裤于宝宝大腿根部的褶边,要用手指顺着大腿根部捋一圈,让纸尿裤和小屁屁贴合。

宝宝的洗澡攻略

1. 新生儿不用"太干净" 有一些爸爸妈妈为了"卫生"而要求助产士把宝宝身上的胎脂擦干净,并希望即刻给宝宝洗澡。实际上,WHO 建议出生后新生儿体表残留的胎脂不必彻底清除,新生婴儿的第一次洗澡应仅是洗掉体表的污秽物,如血污、胎粪等,而将胎脂完整地保留在皮肤表面,随着以后的正常护理胎脂会自行逐渐干燥、吸收和消失。皮肤上覆盖的胎脂有助于形成皮肤表面的"酸性外膜",它可抑制病原微生物的生长并使皮肤具有免疫性,所以说新生儿不用"太干净"。

2. 频繁洗澡对新生儿的伤害 新生儿皮肤的表皮与真皮层

的结合区发育不完全,不恰当的外力作用易导致缺损。新生儿皮肤屏障功能不完善,水分挥发快,易出现干燥。皮肤表面的正常 pH 值有赖于角质层的完整和皮脂的保留,新生儿皮脂腺发育不完善,过度洗澡会导致皮脂含量降低,破坏皮肤屏障,易导致感染。洗澡存在新生儿低体温、呼吸窘迫、生命体征不稳定、耗氧量增加等风险。

3. 新生儿出生 24 小时后沐浴好　最新的研究指出:降低洗澡频率有助于新生儿减少热量散失。新生儿出生 24 小时后沐浴好。由于新生儿存在体温调节中枢功能不完善、无寒战反应、皮下脂肪薄、棕色脂肪含量少、体表面积相对大、皮肤表皮角化层差、能量储备少等特点,当环境温度较低、保温不够、热量摄入不足时,极容易出现低体温。持续的低体温可引起新生儿皮肤硬肿,甚至发生呼吸、循环、消化、泌尿、血液和神经等各个系统功能障碍,可能会有感染、凝血功能障碍、酸中毒、呼吸窘迫综合征和脑出血的风险。此外,免疫功能下降及糖、胆红素等代谢异常,严重时可能影响新生儿的生长发育。不恰当地增加洗澡频率会导致新生儿热量散失过多,造成低体温等情况的发生。

4. 新生儿出生后 2 周内,隔天洗 1 次澡最好　宝宝的皮肤薄且柔弱,弹性蛋白少,受潮湿,粪尿的刺激易产生"红屁股"等皮肤病。婴儿皮肤散热能力弱,当天气炎热或者所穿衣服过多时,易生热痱,皮肤皱褶处如颈部、腋下、皮肤破损处,易引起细菌感染。宝宝洗澡除了有利于保持皮肤清洁,避免细菌感染;还有利于促进全身皮肤血液循环,利于皮肤新陈代谢,利于体温调节,促进宝宝体温中枢的逐渐成熟。宝宝的皮肤与水的全面接触,可改善皮肤的触觉能力、对温度、压力的感知能力,对提高宝宝环境适应能力有很大帮助。

出生后 2 周内,隔天洗 1 次澡最好,当臀部污染时仅需清洗臀部。出生第 3~4 周,每天洗澡 1 次为宜。随着新生儿体温调节功能逐渐完善、体表面积相对减小、肌纤维产热增多、皮下脂肪增厚等,其调节适应外界环境变化的能力逐渐增强。当然,洗澡频次还要结合气候和环境,寒冷时节可以适当延长洗澡频次,并在洗澡后使用润肤露;炎热时节可以每天洗澡,洗澡后酌情使用爽身粉。

5. 新生儿洗澡环境的准备 新生儿洗澡时房间避免对流风;室内温度以 25~28℃为宜;灯光不要太亮,光线要柔和;还可以播放柔和的音乐,以增加愉悦的洗澡气氛。

6. 新生儿洗澡用物的准备 宝宝洗澡前,妈妈要准备婴儿浴盆、大毛巾 1 块、小毛巾 2 块、婴儿沐浴露、婴儿润肤露、婴儿洗发精、婴儿爽身粉/痱子粉、婴儿护臀霜、干净小衣服以及干净尿片、湿纸巾等物品,75% 医用酒精、医用小棉签等。

7. 新生儿洗澡步骤 帮宝宝脱掉衣服,用手拉住孩子衣服的袖口,轻轻往下拉,孩子的手反射性地回缩,就可以把衣服轻松脱下来,不会伤到孩子的手。打开纸尿裤的时候我们要把粘贴折贴起来,以免粘到宝宝的皮肤。特别要观察孩子的大小便情况。记录大小便次数、性状。

先洗头面部:①托住孩子的肩颈部,并用拇指和无名指轻轻压住孩子的耳廓,关闭外耳道,以免沐浴的时候水流进孩子的耳朵里;②给宝宝洗头时,托住宝宝的身体及头,关闭外耳道,用婴儿洗发精柔和的按摩头部,然后用清水洗干净;③用小毛巾轻轻擦洗宝宝的脸部,清洗眼部附近时要从内眼角向外眼角清洗。每擦洗1次换1个干净面。接下来清洗宝宝的额头、鼻子、脸颊和下巴,再用小毛巾的角清洗宝宝的耳朵、耳廓和耳后;同样的,每擦1次换1个干净面。

洗全身:①取沐浴液轻轻洗净颈部、腋下皮肤皱褶处、腹部、腹股沟、双手、双脚、宝宝皮肤。一定着重注意清洁颈部、腋下和腹股沟皮肤皱褶处以及臀部;②洗宝宝背部和臀部时,用右手轻托宝宝前胸,让宝宝趴在右手臂上,让宝宝头朝下,背朝上,洗净背部和臀部。如果有干结的大便不易洗净,可以适当浸泡后再轻轻清洗,不要抠,以免损伤宝贝娇嫩的皮肤;③洗好澡,把宝宝抱出浴盆,尽快用温暖的毛巾把宝宝裹起来并擦干。给宝宝涂抹婴儿护肤品,换干净尿裤。最后,给宝宝穿好衣服。

宝宝洗澡的注意事项:①每次洗澡的时间宜在两次喂乳之间,避免宝宝喂奶前过度饥饿,洗澡前30分钟不要哺乳,以免喂奶后洗澡发生溢乳;②为防止烫伤,洗澡前应测水温,水温合适再开始洗。要根据不同的天气调节水温,以我们的手肘内侧皮肤试探,感到舒适的水温为宜,感到烫手或者凉均不可以;③清洗鼻子和耳朵时,只要洗肉眼看得见的地方,不要试着去擦洗里面;④为女婴清洗外阴时,应由前往后清洗,不要分开女婴的阴唇去清洗里面;为男婴清洗时,不要把男婴的包皮往上推以清洗里面,这样容易撕伤或损伤包皮;⑤洗澡时间控制在 5~10 分钟,时间不宜过长,以免水温降低使宝宝着凉。

如何抚触新生儿

在洗完澡后可以实施抚触。婴儿抚触是在科学的指导下,有技巧地对婴儿全身进行爱抚和触摸,是充满了母子间情谊交流的亲子互动过程。通过母爱的手让大量良好的、适合的刺激通过皮肤感受器传达到孩子的大脑,起到促进脑发育,进而提高智力水平的作用。有利于婴幼儿的生长发育,减少应激反应,增强免疫应答,提高免疫力。增加宝宝的睡眠并改善睡眠质量,减少宝宝哭闹。抚触可促进食物吸收及激素分泌,从而促进宝宝的生长。促进婴幼儿神经行为的发育,提高智商和情商。把母爱传递到宝宝心间,促进亲子间的交流,让宝宝快乐成长。

分娩后妈妈就应和宝宝进行皮肤接触,这样做会刺激妈妈脑垂体分泌两种激素,一种是催乳素,可促进乳汁分泌;另一种是催产素,可刺激子宫收缩,促进子宫复旧,有利于乳汁的排出。抚触不仅是身体的接触,更是您和宝宝心的交流,它传递着爱和关怀,是爱的叮咛:I Love You(我爱你),也是珍贵的亲情体验。任何一个动作,任何一次抚触,都是您和宝宝共同的心灵语言。

1. 抚触前的准备　在对宝宝进行抚触前做好充分的准备,对提高抚触效果是十分必要的。第一,应保持适宜的房间温度(约25~28℃左右);第二,应选择安静、清洁的房间;第三,放一些柔和的音乐作背景;第四,灯光不要太亮,光要柔和。

2. 抚触的时间　要选择适当的时候进行抚触,宝宝不宜太饱或太饿,应在两餐之间。抚触最好在婴儿沐浴后,或在给婴儿穿衣服时进行。抚触前取下戒指、手表等,洗净双手。准备好干毛巾、尿片、婴儿替换的衣服。采用舒适的体位,在掌心倒一些婴儿润肤油。轻轻摩擦,以温暖双手轻轻在婴儿肌肤上滑动。开始时先轻轻抚触,然后逐渐增加力量,以使婴儿逐渐适应抚触。抚触时间一般为 15~20 分钟,刚开始时可以适当缩短时间,待新生儿适应后再延长时间。

3. 抚触的全过程　头部－胸部－腹部－上肢－下肢－背部－臀部,动作轻柔用力适中,整套的动作要连贯熟练,每个部位的动作重复 4~5 次。

(1)头面部:取适量婴儿油或婴儿润肤乳液,从前额中心处用双手拇指向上和往外推压,至近太阳穴,再在下颚部同样用双手拇指推压向耳前划出一个微笑状,两手掌面从前额发际向上、后滑动止于两耳后乳突处轻轻按压。

（2）胸部：两手分别从胸部两侧肋下缘向对侧上方交叉推进至两侧肩部，在胸部画一个交叉（避开新生儿的乳腺）。

（3）腹部：依次从新生儿的右下腹至上腹部向左下腹呈顺时针方向按摩画出 I love You，并对宝宝说"我爱你"，需避开新生儿的脐部和膀胱。

（4）四肢：两手交替抓住婴儿的一侧上肢从上臂至手腕处轻轻滑行，在滑行的过程中从近端向远端分段挤捏。用手指按摩婴儿手掌和手指，按摩婴儿的大腿、膝部、小腿，从大腿至踝部轻轻挤捏。然后按摩足底和脚趾。

（5）背部：舒缓背部肌肉，双手平放背部脊柱两侧，从颈部向下按摩至骶尾部。

新生儿听力筛查

新生儿听力筛查的时间是宝宝出生后 48 小时至出院前（初筛）。听力筛查的结果分为"通过"和"未通过"。初筛未通过的宝宝在出生后 42 天需要进行复筛。初筛和复筛都没有通过的宝宝应该在 3 月龄内进行听力学诊断。确诊为听力损失的宝宝在 6 月龄内进行干预。造成新生儿听力损伤的因素可能有以下几个方面：①儿童期永久性听力障碍家族史；②巨细胞病毒、风疹病毒、疱疹病毒、梅毒或弓形虫等引起的宫内感染；③颅面形态畸形,包括耳廓和耳道畸形等;④出生体重低于 1 500 克;⑤高胆红素血症达到换血要求;⑥病毒性或细菌性脑膜炎;⑦新生儿窒息(Apgar 评分 1 分钟 0~4 分或 5 分钟 0~6 分);⑧早产儿呼吸窘迫综合征;⑨体外膜给氧;⑩机械通气超过 48 小时;⑪ 母亲孕期曾使用过耳毒性药物或利尿剂、或滥用药物和酒精;⑫ 临产上存在或怀疑有与听力障碍有关的综合征或遗传病。有以上因素的宝宝要密切关注,做好筛查。

新生儿的疾病筛查

新生儿疾病筛查指对出生满 72 小时的新生儿,通过采集足跟血检查。在 72 小时内,要保证宝宝有 6 次以上的母乳喂养。对严重的先天性代谢性及内分泌疾病进行筛查,是早发现和早治疗的重要举措。我国主要查苯丙酮尿症和先天性甲减。此外,在各省还有不同项目的增减。新生儿筛查在出生缺陷预防中起着举足轻重的作用。

世界卫生组织将出生缺陷的预防措施分为 3 级。

一级预防 婚前检查、孕前保健、遗传咨询,帮助准父母选择最佳的生育年龄及时机,可以有效预防大约 50% 的严重出生缺陷的发生,是被公认的最为积极有效、安全经济的预防方法。但是,大多数疾病为隐性遗传,无异常家族史,难以为健康育龄夫妇提供预防措施。

二级预防 产前筛查和产前诊断,及时发现宫内严重的出生缺陷儿并采取人工方法终止妊娠,以减少缺陷儿的出生。

三级预防 进行新生儿遗传病筛查,主要对大分子病、小分子病等的筛查,对出生缺陷儿及早发现和治疗,尽量改善其预后。

通过上述 3 个级别预防,目的是对那些患病的新生儿在临床症状尚未表现之前或表现轻微时通过筛查,得以早期诊断、早期治疗,防止机体组织器官发生不可逆的损伤。避免患儿发生智力低下、严重的疾病或死亡。结果一般在检查 1 个月后出具,异常的,即阳性者,医院会通知父母,父母需要尽快带宝宝到当地的新生儿疾病筛查中心复诊,以免延误病情。所以电话号码一定要留对,并保持电话通畅。

先天性听力障碍可以在出生后通过"新生儿听力筛查技术"(已被证实为世界范围内广泛应用的客观有效的方法)早期发现,出生后 3~6 个月即可确诊。早期诊断和干预可以使大部分耳聋儿童达到聋而不哑,回归正常社会。

先天性听力障碍(先天性耳聋)是人类最常见的出生缺陷,是导致语言交流障碍的常见疾病,也是最主要的致残因素之一。正常新生儿中,双侧先天性耳聋的发生率在 1/1 000 至 3/1 000,在包括苯丙酮尿症、甲状腺功能低下等目前可筛查的出生缺陷中发病率最高。我国每年约新增 2 万 ~6 万先天性耳聋的儿童。

如何判断宝宝的情况是否正常

如何判定宝宝的大、小便情况

新生儿出生后前几次的大便呈墨绿色，非常黏稠，称为胎便。胎便由宝宝在子宫内吞入的羊水、胎毛、胆汁、肠道分泌物、脱落上皮细胞等组成。胎便当中含有较多的胆红素，重吸收后会加重黄疸，因此新生儿应尽快排出胎便，以减少肠肝生理性循环对胎便中胆红素的再吸收，减轻肝脏对胆红素的代谢负担，减轻新生儿黄疸程度和缩短黄疸持续时间。

一般宝宝出生后 24 小时之内会排胎便，大概在出生后 3 天左右排净。因此，宝宝出生后，新手妈妈们要关注宝宝的排便情况，观察胎便排出的时间及便便的性状并记录。要勤换纸尿裤，保证宝贝娇嫩的皮肤完好。

妈妈可以根据以下表观察宝宝的大小便情况是否正常。

日龄	24 小时喂养次数	每千克体重日摄入乳汁量 /mL	3kg 婴儿每次摄入乳汁量 /mL	每日小便次数	每日大便次数	大便颜色
1	4~12	3~17	2~10	次数不等	次数不等	黑色
2	6~12	10~50	5~15	次数不等	次数不等	黑色或墨绿色
3	8~12	40~120	15~30	通常>3~5	通常>3~4	棕色黄绿色黄色
4	8~12	80~160	30~60	通常>3~6	通常>3~4	棕色黄绿色黄色
5	8~12	120~160	45~60	通常>3~6	通常>3~4	黄色
6	8~12	130~160	50~60	通常>6	次数不等	黄色
7	8~12	140~170	55~65	通常>6	次数不等	黄色

宝宝出生后生理性体重降低是正常的

宝宝出生后第一周,会有一个生理性的体重下降,如果奶量足够,体重的下降不会超过出生体重的 7%~10%,通常在出生后 7~10 天恢复到出生体重并开始增长。此后,体重持续增加,满月增加600g以上。

新生儿黄疸那些事

1. 生理性黄疸不必怕 新生儿生理性黄疸是新生儿出生后，开始自主呼吸，肺循环建立，有充分的氧气供应后，体内过多的红细胞开始被破坏，血红蛋白被分解后产生大量未结合胆红素，因新生儿的肝酶尚未成熟，未结合胆红素不能经肝脏代谢而排出体外，在体内越积越多，从而使皮肤、黏膜等组织黄染。随着红细胞破坏的减少和肝酶的成熟，未结合胆红素逐渐被代谢并通过肠道和泌尿道排出体外，黄疸也逐渐减轻并消失。足月儿生理性黄疸多于出生后2~3天出现，4~5天达高峰，约15天会自然消退。一般不需要临床干预。早产儿出生后3~5天出现，消退慢，可延长到出生后2~4周。生理性黄疸出现程度轻，一般吃奶好、精神好、不需要临床干预。

2. 常见误区

误区一：大宝就黄疸高，没有治疗也正常了，所以二宝不必在意。

实际上，在同胞中，如果第1胎新生儿黄疸高者所生的第2胎新生儿黄疸高的危险性要比第1胎黄疸不高者所生的第2胎高3.1~12.5倍。大宝黄疸高的妈妈要特别注意观察二宝的黄疸情况。

误区二：每个宝宝多少都有黄疸，不需要治疗。

轻微黄疸对大部分宝宝没有什么伤害，不需要治疗。但严重的黄疸和存在一些高危因素的患儿出现的黄疸就可能对宝宝产生危害，最可怕的就是胆红素入脑造成的神经损伤。正因为如此，为了预防黄疸对宝宝大脑的损伤，有一部分宝宝需要住院接受医学治疗。

新生儿的病理性黄疸指早期新生儿由于疾病或某些致病因素使黄疸加重，称为病理性黄疸，亦称高胆红素血症。高胆红素血症对新生儿的伤害大，可能导致神经细胞的中毒性病变，又称为胆红素脑病或核黄疸，若不及时干预可导致新生儿留下神经系统及运动系统后遗症，如耳聋、智能发育异常和运动障碍（脑瘫）等，且这种损伤不可逆转，贻害终身。虽然黄疸造成大脑损伤发生比例并不是100%，有些宝宝没有治疗也没有受到影响，但是一旦出现神经损害，后果就相当严重；而且蓝光治疗的不良反应相当小，建议如果黄疸严重或是有明确的高危因素，还是应该听从医生的建议住院治疗。

误区三：舍不得和宝宝分开，恐惧宝宝要住院，担心宝宝没人抱，没人抚摸和安慰，不能喝母乳。

作为医生我们并不希望宝宝离开妈妈的怀抱，但宝宝生病了确实需要专业的帮助，所以建议新生宝宝住院真是万不得已的事。医生都会尽力治疗,争取让宝宝们快些好起来,早点回到父母身边。宝宝住院期间,有护理员、护士和医生共同照顾。饿了有奶吃,尿布脏了有人换,每天都洗澡,干干净净……虽然和妈妈爸爸温柔的呵护不同,但绝对不会孤独或无依无靠。很多医院新生儿病房都允许家长探视并和孩子接触,也会接收妈妈挤出的母乳来喂宝宝等。相比起黄疸引起胆红素脑病造成智力障碍、运动障碍、听力损害等可怕的后果,权衡利弊,宝宝离开妈妈的怀抱去住院接受治疗是必要的。

误区四:蓝光治疗对宝宝眼睛不好。

宝宝在接受蓝光治疗时会戴上眼罩来保护眼睛,并用避光尿布保护外生殖器。新生儿黄疸治疗所用蓝光为波长425~475nm 的蓝色可见光,太阳光中同样含有这些波长的光线。光疗的常见不良反应包括发热、腹泻和皮疹,停止光疗后会很快恢复。因此,家长不用过于担心。

误区五:多喂水和葡萄糖水、多排尿可以退黄疸。

胆红素在体内主要是通过大便排出,通过小便排出非常少。所谓多排尿可以退黄的观点并不正确。对于胃容量有限的小宝宝来说多喝白开水和葡萄糖水会导致吃奶量减少,使胆红素通过大便排出减少,反而不利于黄疸消退。

误区六:晒晒太阳就能退黄。

不完全正确,太阳光直接照射能够帮助退黄疸,但是效果并不理想,因为日光中蓝色波长光量有限,而且在家中很难做到裸露大面积皮肤接受日光,就算能做到也容易造成紫外线灼伤和受凉感冒。所以我们不建议只依靠晒太阳来退黄疸,应听从医生的建议。

误区七:可服用益生菌调整肠道菌群。

益生菌比如双歧杆菌有增加肠道细菌的作用,帮助胆红素体内代谢,但是需要遵照医生的医嘱,不是所有宝宝都需要服用。

新生儿 ABO 溶血病

新生儿溶血病指由母婴血型不合所致的新生儿溶血。新生儿 ABO 溶血病占新生儿溶血的 85.3%。当母亲为 O 型血,父亲和新生儿为其他血型时容易发生。由于母亲体内缺乏胎儿的红细胞血型抗原,当胎儿红细胞通过胎盘进入母体循环后,使母体产生相应的免疫抗体,此抗体又经胎盘进入胎儿血液循环,并与胎儿红细胞膜表面的相应抗原结合,这些被免疫抗体覆盖的红细胞随之在网状内皮系统被巨噬细胞及自然杀伤细胞释放的溶酶体酶溶解而破坏。新生儿溶血病是新生儿的常见病,由于红细胞大量破坏,胆红素在早期明显升高容易造成胆红素脑病,给新生儿及其家庭带来很大的危害。母亲是 O 型血的妈妈产前应该检查血型抗体,并进行动态观测,血型抗体滴度以产前最后一次检查结果为准。结果显示,孕母血型抗体滴度与新生儿 ABO 溶血病有非常显著的关系,血型抗体滴度越高,发生新生儿溶血病的概率越高,当孕母血型抗体滴度在 1 ： 64 时发生新生儿 ABO 溶血症的比例为 70%,而孕母血型抗体滴度在 1 ： 128 时发生新生儿 ABO 溶血症的比例为 91.5%,显示发生新生儿 ABO 溶血的可能性已非常大。

ABO 溶血病多发生在胎儿期和新生儿早期,发病症状较轻,但换血率却比较高,在发病时伴有黄疸等并发症,因此,对新生儿 ABO 溶血病的早期诊断和治疗就极为重要,否则就会造成新生儿贫血、心衰,甚至新生儿胆红素脑病,从而留下神经系统的后遗症。

在医院,医务人员每天会为宝宝监测经皮黄疸,妈妈们如果发现宝宝精神状态不佳,吃奶不好等应及时报告医生,医务人员会分析判断是否需要医疗干预。

新生儿低血糖

1. 什么是新生儿低血糖 新生儿低血糖指不论胎龄和日龄,全血葡萄糖 <2.2mmol/L 即诊断为新生儿低血糖,当血糖 <2.6mmol/L 即需进行临床干预。按低血糖严重程度分为:轻度

低血糖 2.2~2.8mmol/L、中度低血糖 1.1~2.2mmol/L 和重度低血糖 <1.1mmol/L。大多数低血糖新生儿缺乏典型的临床症状，甚者同一低血糖水平，其临床表现差异也很大。有症状的新生儿低血糖患儿临床表现为肌张力减退、反应低下、多汗、苍白、喂养困难以及低体温，常伴轻到中度的意识障碍，嗜睡、震颤、烦躁。随着低血糖程度逐渐加重，患儿出现昏迷、癫痫等神经系统症状。

易引起新生儿一过性低血糖的原因包括：孕母分娩过程中输注葡萄糖或妊娠期间接受降糖治疗导致；糖尿病母亲所生的新生儿往往需分泌更多胰岛素适应胎儿期高葡萄糖浓度，进而导致出生后低血糖；早产儿和小于胎龄儿的糖原和脂肪储存较足月新生儿少而胰岛素分泌多，使其更容易发生新生儿低血糖；窒息及围生期应激的增加，促使无氧代谢消耗大量血糖，造成新生儿的出生后低血糖。以上新生儿在娩出后短期内常有一过性低血糖，但随着新生儿机体功能的完善和血糖调节系统的成熟，其血糖水平将很快恢复至正常范围。婴儿出生后如果能够持续进行皮肤接触，能够保持温暖并尽早频繁母乳喂养，可起到预防低血糖的作用。如果新生儿血糖水平低且不能吸吮或喂养不耐受或在喂养的情况下仍为低血糖，则应根据医生的建议积极治疗。

2. 新生儿无症状低血糖的管理方法　继续母乳喂养（每次间隔 1~2 小时）或按 1~3mL/kg（最高不超过 5mL/kg）喂养挤出的母乳或母乳替代品（如巴氏消毒母乳、配方奶或部分水解奶粉）；避免对吮吸困难或肠道喂养不耐受的重症患儿经口或经鼻胃管喂养;如若喂养后血糖水平仍很低,应立即进行静脉葡萄糖输注治疗,在此期间母乳喂养仍可继续,但随着血糖的逐渐恢复相应减少输糖量。经口或经鼻胃管喂养或静脉治疗需要尽快到儿科就诊。

3. 新生儿有临床症状低血糖的管理 当新生儿有低血糖的临床症状或血糖 <2.6mmol/L 时,可以静脉输注葡萄糖,起始量按 10% 葡萄糖 2mL/kg,以 1mL/ 分钟静脉推注;而后以 6~8mg/(kg·分钟)静脉输液维持,并于 20~30 分钟后复测血糖,其后每 1 小时复测一次直至稳定。对于静脉输糖后仍 <2.6mmol/L 者,可在 24 小时内逐步提高输注葡萄糖速度,推荐每次提高 2mg/(kg·分钟)直至 12~15mg/(kg·分钟);静脉输注葡萄糖 24 小时后,若连续 2 次血糖监测值均 >2.6mmol/L,逐步降低输糖速度,推荐每 4~6 小时降低 2~4mg/(kg·分钟),同时进行血糖监测并保持母乳喂养,最终依据血糖监测结果逐渐减少输液量,直至停止静脉输液后血糖仍保持稳定。

4. 妊娠期糖尿病妈妈的新生儿出生后低血糖 发生率高达 63.8%。低血糖最易出现在小于胎龄儿和晚期早产儿。需严密监测其血糖变化可及时发现低血糖。宝宝出生后医务人员会即刻行末梢血糖检测,并提早喂糖水和开奶,之后还会定时的监测其末梢血糖。妊娠期糖尿病妈妈的新生儿均为高危儿,妈妈要配合观察宝宝的反应,并配合加强喂养和监测血糖。

新生女婴假白带和假月经

新生女婴在生后 5~7 天或 1~2 周内,突然从阴道内流出带血性的分泌物,有些女婴阴道口有白色的泡状物,常常引起家长的惊慌,以为是化脓了。其实这种现象既不用害怕,也不用治疗。这是新生女婴出现了假月经和假白带。这是由于母亲在妊娠后期,体内雌激素水平较高,这些雌激素就可能通过胎盘进入胎儿体内,而且在胎儿体内持续一个较高水平。女婴出生后,阴道上皮和子宫内膜发生增生,但此时由于断脐后,母亲雌激素影响已经中断,增生的阴道上皮和子宫内膜就发生脱落,使阴道出血,出现新生儿假月经,几天后阴道出血会自然消失。假白带其实也是受妈妈孕激素的影响,是妈妈生产后激素在宝宝体内撤退导致的表现。爸爸妈妈只要注意用温开水清洗,防止感染即可。

宝宝乳房肿胀正常吗

有些新生儿不论男女,生后 1 个星期左右会出现乳房肿胀,如从蚕豆至鸽子蛋大,有的甚至能挤出一点黄白色的乳汁来。爸爸妈妈不要担心,这种情况属正常现象。这是由于妈妈的雌性激素对婴儿的影响造成的,不必忧虑和治疗。有些老人说"初生的女孩一定要挤乳房,把奶水挤出来,将来生小孩喂奶时,奶管才会通。"这种说法是没有科学根据的,强行给新生儿挤乳房,有可能使细菌侵入,引起乳腺化脓,严重的可导致败血症,因此,切不可随便挤压新生儿的乳房。

宝宝湿疹怎么办

1岁以内的婴幼儿容易发生湿疹,好发于婴儿的头面部,初起时有许多密集的小丘疹在干燥发红的皮肤上,渐成疱疹并脱屑、渗液和结痂。在发作时奇痒致婴儿寝食难安和哭闹,如若处理不妥当,易引起感染,严重影响患儿的健康。宝宝有湿疹时,母乳喂养的妈妈需要暂停进食虾、蛋等食物。人工喂养的婴儿,可以适当延长煮奶的时间。每日用温水清洗湿疹患儿皮肤,不用沐浴露,浴后注意保湿,可涂抹润肤露。避免患儿穿化纤类内衣,宜选用纯棉类。婴儿的湿疹面积会随着年龄的增长逐渐减小,通常在1.5~2.5岁可以自愈。随着孩子逐渐长大,活动量增多,免疫系统发育逐渐完善,婴儿的湿疹会逐渐好转。

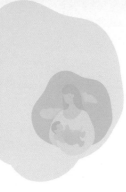

宝宝安全感的建立

宝宝安全感的建立十分重要

安全感最早出现于弗洛伊德的精神分析理论研究中。弗洛伊德认为"分离焦虑""阉割焦虑"及"超我的焦虑"都是源于个人幼年及成年阶段某种欲望的控制与满足方面缺乏安全感。人本主义精神分析学家弗洛姆（Erich Fromm）也提出儿童人格的形成复演着人类心理的发展过程。幼年时期儿童对父母完全依赖，没有自由，却有着非常稳定的归属感和安全感。随着年龄的增长，社会给人们以极大的自由，但与此同时，由于自由的增加，人日益缺乏归属感，经常体验到孤独和不安全。

奥地利精神分析学家埃里克森（E.H.Erikson）在 1950 年提出母亲如能够对宝宝采取经常的、一贯的和可靠的慈爱的态度，婴儿就会觉得舒适与满足，会产生最初的安全感，会对周围的世界产生信任和期待。

人本主义心理学家马斯洛提出的需要层次理论也认为当生理需要被大部分满足之后，第二层次的需要才出现。安全感是决定心理健康的基石。有安全感的人会有归属，感到是群体中的一员;对他人抱有信任、宽容、友好、热情的态度;乐观倾向;倾向于满足;开朗,表现出客体中心、问题中心、世界中心倾向,而不是自我中心倾向;自我接纳,自我宽容;为解决问题而争取必要的力量,关注问题而不是关注于对他人的统治;坚定、积极,有良好的自我估价;以现实的态度来面对现实;关心社会,合作、善意,富于同情心。综上所述,安全感的建立非常重要。

新生儿安全感的建立可以通过及时哺乳和正确的抱法来建立。有不少产妇把刚出生的宝宝完全交给月嫂照料,不愿意喂奶,也不和孩子睡,这会让宝宝缺乏安全感。

哺乳是直接建立宝宝安全感的第一步

刚出生的宝宝最需要与母亲肌肤接触,而母婴之间的触觉交流,最直接体现为母亲哺乳。哺乳不仅能为婴儿提供生长发育所需的营养,也可为其触觉的产生和发展提供条件,同时对建立宝宝的安全感也十分重要。月嫂喂养孩子的经验虽然丰富,但却无法替代母亲的作用。

正确抱法有利于建立宝宝的安全感

抱孩子的姿势有很多种,但在新生儿期,最好的方式是打横抱,让孩子像躺在摇篮里一样舒服。尤其产后第一周的宝宝要多抱抱,这样可以让他拥有更多的安全感。

宝宝哭闹要先排除以下的问题,再考虑是否是缺乏安全感

1. 宝宝排泄了 宝宝哭闹,首先要排除宝宝是不是拉臭臭了,宝妈可检查纸尿裤,及时更换。

2. 宝宝饿了 刚出生的宝宝就懂得吸吮乳汁,吸吮可以说是小宝宝的本能,但是小宝宝的胃没有发育完全,体积非常小,所以宝宝总是吃一点就饱了,没过多久就又饿了。所以当宝宝哭闹时,宝妈也要优先考虑宝宝是不是饿了。3个月之内最好是按需喂养,即宝宝饿了就喂;等到宝宝过了3个月,再开始按时喂养。

3. 太热了 爸爸妈妈们看着娇嫩的宝宝,很担心宝宝容易着凉等,常给宝宝捂得厚厚的,其实这种做法是错误的。新生儿刚出生不久,调节身体温度的系统没有发育完全,裹得过热容易让宝宝体温升高、脱水。在宝宝们哭闹时,宝妈们可以通过触摸宝宝四肢和后背有无发烫和出汗,来判断宝宝是否是热了。同时,建议在给宝宝挑选小衣服时,选择棉质轻薄透气吸汗的类型,不要有过多的线头,不然可能会勒到宝宝娇嫩的皮肤。

排除以上问题后就要考虑宝宝是否是缺乏安全感。宝妈可以尝试用柔软的抱被将宝宝裹起来,好的包裹可以给小宝宝仍旧待在子宫当中的感觉,这样宝宝自然就不会因为缺乏安全感而哭闹。新手爸爸妈妈们要不断尝试理解宝宝的"婴语",才能事半功倍,淡定育儿。

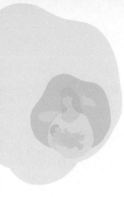

宝宝的敏感期

随着宝宝的成长,宝宝会出现一些看似奇怪或者不可理喻的行为,这些行为我们称为敏感期行为。每个敏感期的度过对宝宝和妈妈来说都是挑战,如果宝宝敏感期不能很好地度过,孩子以后很可能会出现生理和心理的缺陷。因此,爸爸妈妈要掌握宝宝的敏感期,并帮助宝宝度过敏感期。

什么是儿童敏感期

想要淡定育儿,爸爸妈妈们除了从生理上关注新生儿,还要了解宝宝心理发育的各个时间节点。

意大利教育家蒙台梭利认为,儿童在早期发展阶段有几个"敏感期"(或称"关键期")。一般是在 0~10 岁之间。在每个敏感期间,儿童接受某种刺激的能力是最强的。抓住并理解这些儿童成长的特殊节点,可以让妈妈们不焦虑,淡定育儿。

敏感期的孩子对某种事物的特殊感受会一直持续到这种感

受需求完全得到满足为止。敏感期发生时,如果敏感期对应的内容没有得到良好发展,就会影响孩子将来的性格和成长。一些大的敏感期行为,如牙牙学语和学走路等一般能得到重视,但是很多小的敏感期行为却容易被误解或疏忽。高质量陪伴宝宝必须先了解宝宝有哪些敏感期,这样妈妈和宝宝才能从容成长,少走弯路,完美绽放。

光感敏感期

出生后 0~3 个月是宝宝的光感敏感期,宝宝对光感非常敏感,这时宝宝需要适应白天和晚上的光线差异,所以白天要拉开窗帘,晚上要关灯睡觉,让宝宝适应自然的光线变化。此外,可以给宝宝多看黑白图。

味觉发育敏感期

出生后 4~7 个月是宝宝味觉发育的敏感期,实际上,胎儿的嘴巴在怀孕第 2 个月已开始发育,怀孕 4 个月时,胎儿舌头上的味蕾已基本发育完全,可以在子宫里津津有味地品尝羊水呢。在胎儿 7 ~ 8 个月时味觉的神经束已髓鞘化,所以在出生时宝宝的味觉已发育完善。宝宝自己的口腔可以感觉到甜、咸、酸等味道。虽然刚出生的婴儿就比较喜欢甜味，但并不是说宝贝出生后应加糖水，恰恰相反，宝宝出生后应早吃母乳、多吃母乳，不要在开奶前或每次吃母奶前先喝糖水，以免影响母乳喂养。添加辅食一定要注意饮食的清淡，保护好宝宝味觉的敏感程度。家长可以有目的地鼓励宝宝去品尝不同的味道，并在训练的过程中用一定的语言进行强化，比如问宝宝"酸不酸"等。准备一些可口的水果，如香蕉、橙子、苹果等，让宝宝都尝一尝，告诉宝宝香蕉是甜的，橙子、苹果是酸甜的，再问问他喜欢哪种味道。宝宝通过品尝各种食物，可促进他对很多食物味觉、嗅觉及口感的形成和发育，这也是宝宝从流食到半流食，最后过渡到固体食物的适应过程。

口腔敏感期

出生后 4~12 个月是宝宝的口腔敏感期，成人是用脚步丈量世界，而这个时期宝宝开始用口来认识外部世界，他们的世界已经拓展到了手能触及的地方。看见什么都往嘴里塞，有时还会抱着自己的脚丫子或是其他小朋友的头来吃、甚至咬人。其实，孩子并非恶意攻击，而是用小嘴感知触觉和味觉，练习使用牙齿和舌头罢了。父母要了解孩子用口认识世界的概念，不要阻止宝宝吃手，但是一定要注意手和玩具的清洁。请妈妈们给宝宝口腔发育的机会，让宝宝吃个够，不要无情地把宝宝的手从他嘴里拿开或责骂他。

手臂发育敏感期

出生后 6~12 个月是宝宝手臂发育的敏感期。妈妈会发现娃娃半岁后突然变淘气了,喜欢摔东西。其实,宝宝不是变淘气了,而是进入了手臂发育的敏感期。这个时候宝宝喜欢扔东西,是手眼协调发育的必经阶段,也是他们活动范围的进一步拓展。宝宝用手探索环境、感知世界。宝宝在体验丢出东西发出的声音以及大人对此的反应。所以,在这个时期,多准备些耐砸、会发出声、不宜破损割伤宝宝的东西给他们吧。此外,妈妈还会发现宝宝喜欢伸手打人,其实宝宝不是故意爱打人,只是手臂运动发育,有时无法准确控制,因此妈妈不要过度责备。

肌肉发育敏感期

1~2 岁是宝宝大肌肉发育的敏感期,1.5~3 岁是宝宝小肌肉发育的敏感期。这个时期宝宝喜欢扶、站、努力行走。此时妈妈应该给予宝宝充分的空间,在保证安全的前提下,让宝宝熟悉更多的肢体动作,和宝宝一起做许多游戏运动,使各种肌肉得到训练,增进亲子关系,并促进左右脑均衡发育。在肌肉发育敏感期,精细动作的训练不仅有助于养成良好的动作习惯,还可以增长智力。

语言第一敏感期

1.5~2.5岁是宝宝语言第一敏感期。语言的启蒙始终伴随着婴幼儿，甚至是胎儿期。对着胎儿说话，婴儿的咿咿呀呀学语就开始了宝宝的语言敏感期。大自然赋予孩子这种能力，从观看爸爸妈妈说话的口型直到突然开口说话，这个过程就是语言敏感期积攒的力量。有些孩子说话晚，尤其是在讲好几种语言的家庭中，妈妈会发现宝宝容易说话晚，其实是因为对同一种东西的发音不一样，宝宝在试着理解，所以不愿意开口。如果不是病症，那么就不用过分担心，不管他会不会说话，我们都要不断给他注入"养分"，多和他说话、讲故事，当他需要表达自我感受时，自然就开口说话了。同样，良好的语言教育会使幼儿的表达能力增强，学会与人交往。

自我意识敏感期

1.5~3岁是宝宝自我意识的敏感期。宝宝开始区分我的和你的、形成我和你的界限。主要表现为从开始说"我的""不"，到开始打人、咬人，再到模仿他人，渐渐地孩子们有了自我意识。这时的孩子出现得最多的现象是划分"我的"，以便清除"你的"，同时通过说"不"表达自我的意志，我说了算是最重要的，如果发生不符合宝宝心思的事情就会大哭大闹。在2~3岁时，孩子们的表现完全以自我为中心,当孩子打人或咬人的时候,我们只需制止孩子的行为,对孩子来说,"打死你"只是排除的意思,不要去谴责,也不要去说教,因为那和粗野的行为不同,我们就让孩子在不违反规则的情况下使用他的自我吧。千万不要和孩子较劲,这是一个孩子形成自我的过程。

自我意识是所有敏感期中最重要的一个时期,这个时期会影响我们将来成为什么样的人,我们未来是不是很强大,是否具备成为一个强大的人的能力。自我意识形成的敏感期对成长十分重要,所以保护宝宝自我意识形成的敏感期,就等于保证了这个孩子未来人格的强大与和谐。

细微事物敏感期

1.5 ~ 4 岁是宝宝对细微事物感兴趣的敏感期。这个时期宝宝会对周遭的细微东西十分感兴趣,有时一片树叶,一个瓶盖,一块小石头都会让宝宝玩很久。忙碌的大人常会忽略周围环境中的微小事物,但是孩子却常能捕捉到其中的奥秘。宝宝常常会做出一些我们不理解的细小动作,比如捏起一片掉落的叶子不停地往花盆里插,或是摆弄着一个饮料瓶盖怎么看也不烦,我们不明白的宝宝却能从中看到更多的奥秘。妈妈不要阻止宝宝,也不要觉得丢脸,给宝宝时间,去感知世界吧! 同时妈妈可以提问,诱导宝宝建立好奇心，此时正是我们培养孩子学会对事物进行细微观察的好时机，让孩子带着疑问和想法去认知世界，再好不过。

社会规范敏感期

2.5~4 岁是宝宝社会规范的敏感期。宝宝开始喜欢结交朋友，喜欢参与群体活动，这就说明孩子进入了社会规范的敏感期。社会规范敏感期的教育有助于宝宝学会遵守社会规则、生活规范以及日常礼节，抓住时机教育有利于宝宝将来遵守社会规范，拥有自律的生活，和他人轻松交往。一般 2.5 岁的宝宝家长就可以准备让其入幼儿园了，幼儿园可以为宝宝提供良好的交友环境。

空间敏感期

3~4 岁是宝宝空间敏感期。这个时期宝宝喜欢垒高高、三维、钻箱子等，妈妈们可以多提供类似的玩具，同时可以利用这些机会让其学习各种几何图形，对日后学习几何学奠定基础。

色彩敏感期

3~4 岁是宝宝的色彩敏感期。宝宝开始对色彩产生感觉和认识，开始在生活中不断寻找各种色彩。人类认知的发展正是从感觉训练开始的。给孩子提供多彩的颜料，自由的空间，和孩子一起涂鸦，不要嫌弃他们弄得脏兮兮。

动手敏感期

3~4 岁是宝宝剪、贴、涂等动手敏感期。孩子从这时开始真正有意识地使用工具，这也是大多数孩子建构专注品格的最好机会。无论在教室里还是家里，只要有充分的材料，孩子们都非常乐意选择剪、贴、涂等工作。从身体发展的角度来看，这也是孩子训练小手肌肉和手眼协调的一项重要工作。家长要做的，就是给孩子提供所需的材料，并尽量不要打扰孩子的专注度。

占有敏感期

3~4 岁是宝宝的占有敏感期。宝宝开始强烈地感觉占有、支配自己所属物的快乐。孩子只有在完全拥有物质并可以自由支配所有物时，才可能去探索物质背后的精神，才可能超越对物质的占有。而当这些物品的所有权完全属于孩子自己时，交换就开始了。与此同时,也就拉开了宝宝人际关系的序幕。给孩子提供一个独立的空间,比如一个属于孩子自己的房间或者区域。在你进入他的房间或者区域时,一定要征得孩子的同意,尊重孩子的空间。

执拗敏感期

3~4 岁是宝宝执拗敏感期。同自我意识的敏感期一样,这个敏感期对家长比较有挑战。3~4 岁的幼儿进入执拗的敏感期,有些孩子没到 3 岁就提前进入这一敏感期。表现为事事得依他的想法和意图去办,否则情绪就会产生剧烈变化,发脾气,哭,闹。这时家长和老师要给孩子足够的耐心和关照,也要学会一些安抚的技巧。儿童执拗敏感期,可能来源于秩序感。在建构秩序感这一特殊品质时,儿童的过分需求常常被认为是"任性"和"胡闹",但我们觉得,用"执拗"这一概念来形容更准确一些。儿童在这一时期常常难以变通,有时会到难以理喻的地步。我们并不知道它的真正原因,但我们确切知道,儿童的心理活动一定是有秩序的,当他没有超越这种秩序时,就会严格地执行它。解决儿童的执拗问题,关键要理解和变通。为孩子提供选择,帮助变通,只有变通得好,才能成功解决问题,才有随之而来的快乐。怎样掌握变通的技巧是我们一直研究的课题。要注意的是,幼儿对秩序的要求起初并未达到执拗的程度,一开始他会不安、哭闹,随着自我意识的逐渐形成,他将这一秩序上升到意识层面,才开始变得执拗和不妥协。

逻辑思维敏感期

3~5岁是宝宝逻辑思维敏感期。这个时期是十万个为什么期,孩子会不断追问"为什么?""天为什么黑了?""为什么会下雨?""小朋友为什么要上幼儿园?"等问题。这些问题总是让家长应接不暇,可是孩子却不管不顾地打破砂锅问到底。通过一次一次地问答,孩子开始出现了逻辑思维,在认识客观世界的同时也发展了思维能力。妈妈们要保护好孩子这份珍贵的好奇心,如果家长不能回答的问题,可以和孩子一起学习,这时家里有一套百科全书是非常重要的,因为这时认知的速度是事半功倍的。

诅咒敏感期

3~5岁是宝宝诅咒的敏感期。"臭屁股""屎巴巴""打死你""踢死你",这些听上去既不文明又有些可怕的言辞,总是出自这个年龄段孩子的嘴里。因为孩子在这时发现语言是有力量的,而最能表现力量的话语就是诅咒,而且成人反应越强烈,孩子就越喜欢说。忽略、淡化! 不要在意孩子的语言,这并不是他真的想如此表达,要慢慢等待这个阶段过去。

追求完美敏感期

3.5~4.5 岁是宝宝追求完美敏感期。孩子做事情要求完美,端水时洒出一滴就很痛苦;吃的苹果上不能有斑点;厕所白色的便盆不能有任何黄渍;衣服不能少扣子等。接着又上升到对规则的要求:我遵守规则,你也必须遵守,人人都要遵守;香蕉皮必须扔到垃圾桶里,没有垃圾桶就必须拿着;红灯亮了,即使马路上一辆车、一个人没有也不能过马路,已经过了必须退回来,退回来也不行,谁叫你这样做了! 依然是尊重孩子! 这时不要要求孩子一定要吃一个完整的饼子,以及问其是否能完全吃掉。对形状完整性的追求,是该敏感期孩子的表现,不要把孩子的问题扩大化,应淡化和尊重孩子。

打听出生敏感期

4~5 岁是宝宝打听出生敏感期。孩子往往在这个时期开始询问自己从何处来,并且一遍又一遍地问。成人的回答不能有一丝的马虎,因为这是孩子安全感最早的来源,也是人类最古老的一个哲学问题:我从哪里来? 妈妈们可以认真地拿出百科全书,将生命形成的全部过程科学地讲给孩子听。

婚姻敏感期

4~5 岁是宝宝婚姻敏感期。在人际关系敏感期后，孩子便真正开始了婚姻的敏感期。最早的时候孩子会想要和爸爸、妈妈"结婚"。之后，他们就会"爱上"自己的老师或者其他的成人。到 5 岁左右，他们会"爱上"一个小伙伴，比如只给自己喜欢的孩子分享好吃的东西，而且经常在一起玩，产生矛盾时也不愿意让其他人干预等等。总之，他们想拥有属于自己的空间。无论孩子想结多少次婚，喜欢多少朋友，家长都一定要给孩子自由想象的空间。

身份确认敏感期

4~5 岁是宝宝的身份确认敏感期。孩子们会给自己一个又一个身份。这种现象是因为孩子开始崇拜某一偶像，希望自己就是那个偶像。在幼儿园里，经常有穿着冰雪公主服装的小朋友，你必须叫她爱莎她才答应你。自己说自己是佩奇，是乔治等情况，孩子在这个身份确认的过程中，我们可以观察到他们开始透过自己的偶像来表达自己。可以在家里进行角色扮演游戏，孩子会很感兴趣，说不定你就培养出一个著名演艺家呢。

性别敏感期

4~5 岁是宝宝性别敏感期。大概 4 岁时孩子最重视的就是谁是男孩谁是女孩。如果有人去洗手间,他们一定要跟着去,原因是想观察到底是男孩还是女孩。孩子对身体的探索和认识来自观察,成人在给孩子解释时,态度必须客观和科学,就如同认识自己的眼睛、鼻子、嘴一样。当然百科全书是最好的工具了。

绘画和音乐敏感期

4~7 岁是宝宝绘画和音乐敏感期。这是人生来俱有的智能。绘画是孩子最会使用的一种语言,他们从涂鸦开始一直到可以表达自己的感受,整个过程都是一种自然的展现。而孩子在妈妈的肚子里就开始了听觉的训练和发展,一岁多的孩子就能够跟着音乐的节奏扭动自己的身体,音乐是人类的语言,孩子天生就具有最高级的艺术欣赏能力。在这个敏感期,我们只要给孩子提供一个高品质的环境就可以帮助孩子发展了。

人际关系敏感期

4.5~6 岁是宝宝人际关系敏感期。从一对一交换玩具和食物开始,到寻找相同情趣的伙伴并开始相互依恋,从和许多小朋友玩到只和一两个小朋友交往,孩子自己经历了人际交往的全过程,而这种交往能力是与生俱来的。家长可以给一些人际关系相处方法的引导,不过身教大于言传。

数学概念敏感期

4.5~7 岁是宝宝数学概念敏感期。孩子到了 4 岁多时,总是喜欢问:这是几个,现在是几点,有几个人?这是因为孩子对数名、数量、数字产生了浓厚的兴趣。但是这时的孩子还不能完全理解逻辑,他们只是能够将数名、数字、数量配上对。这是孩子数学智能的最初发展,而只有三位一体地掌握,才算掌握了数的概念。这时可以让孩子帮助家里买一些日用品,通过花钱锻炼数字能力及经济能力。

延续婚姻敏感期

5~6 岁是宝宝的延续婚姻敏感期。5 岁以后的这个敏感期是前一个婚姻敏感期的延续。这个时候的孩子选择伙伴的倾向性非常明显,并且知道了一些简单的婚姻规则,比如要相爱的人才能结婚等。

认字敏感期

5~7 岁是宝宝的认字敏感期。这是孩子第一次接触符号,我们的方法是给孩子一些文字卡片,让孩子把动作和看到的文字配合起来去学习文字。在这个阶段,孩子只能宏观地认识文字,也就是一个整体的形象,还不能够分解字的笔画,也达不到书写的能力。孩子也会对自己熟悉的某些文字感兴趣,比如他们会发现自己名字里的字在别的地方出现。

审美敏感期

5~7 岁是宝宝审美敏感期。审美是指对自己的形象有了自己的愿望和审美标准,尤其女孩子会对自己的衣着和服饰产生浓厚兴趣。孩子到了审美敏感期时总是喜欢化妆。当然,在成人眼里这些"妆"化得很离谱,但是这些女孩子总是热情不减,并且总在所有人面前走来走去展示,直到得到你的夸奖之后,她们才会带着满足的神情离开,转身又会到别的老师面前展示。除了化妆,女孩子还喜欢漂亮的裙子和鞋子,并且要按照自己的想法穿着和打扮。在这个时候,孩子需要的是成人的肯定。此时,我们无须对美做任何评判。

社会性兴趣发展敏感期

6~7 岁是宝宝社会性兴趣发展的敏感期。孩子 0~6 岁的发展是一个人宏观发展的微观缩影，到了 6 岁他们就开始积极地了解自己和他人的基本权利，喜欢遵守和共同建立规则，形成合作意识。比如选举班长，实现自我管理，监督上课的时候谁没有进教室，吃饭前谁没有洗手，哪个孩子没有遵守幼儿园的规则等，这些都是他们十分关心的事情。可以让孩子多参加一些社会活动，包括公益性的活动，比如捡垃圾活动、自己做手工义卖和捐助活动等，都是培养社会责任感的良好时机。

数学逻辑敏感期

6~7 岁是宝宝的数学逻辑敏感期。数学逻辑的敏感期和数学概念的敏感期是有区别的。孩子们在完成了对数字、数名、数量的认识之后，开始对数的序列、概念以及概念间的关系产生兴趣，比如通过蒙特梭利的数学教具让孩子学习加减乘除法，这种方法学习的是数学的逻辑而不是简单的记忆。

动植物、科学实验、收集敏感期

6~7岁是宝宝动植物、科学实验、收集敏感期。孩子开始热烈地吸收一切来自自然界的知识。孩子们对自然的探索兴趣比我们想象的要强烈得多,孩子在六岁前,总是能保持好学、好奇的品质。带孩子多亲近观察大自然吧。

文化敏感期

6~9岁是宝宝文化敏感期。幼儿对文化学习的兴趣起于3岁;而到了6~9岁则出现想探究事物奥秘的强烈需求。因此,这时期孩子的心智就像一块肥沃的土地,准备接受大量的文化播种。家长可在此时期提供丰富的文化资讯,以本土传统文化为基础,比如孙悟空、哪吒等,延展至关怀世界的大胸怀。

9 性生活与避孕

科学面对产后"性生活",让"小日子"更和谐。

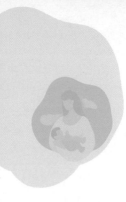

产后性生活的恢复

不用避讳谈论产后性生活

分娩后，夫妻都很期待恢复亲密状态，但是产后六周内（即产褥期），不建议同房。这段时间产妇全身各器官还在修复期间。过早的性生活易引起伤口愈合不良、产褥感染。此外，此阶段产妇大多性欲低下，易出现性交痛，不利于夫妻感情恢复。产后丈夫要多体贴关心照顾产妇，性生活要在产妇充分休息，建立好良好的夫妻氛围时，避开新生儿，在一个独立隐私的环境下进行。丈夫动作要温柔，尤其产妇为剖宫产者。同时，做好避孕，剖宫产切口恢复和需要的生育间隔建议为 2 年，所以夫妻双方要多沟通，逐步调整适应，以免意外怀孕，对妈妈造成伤害。

产后性欲减退很普遍

会阴侧切、会阴裂伤和妊娠分娩引起的盆底肌受损均会引起产后性交困难。大约 20% 的妇女会出现产后性欲、性高潮及性满意度降低的现象，性交痛及阴道润滑差的发生率显著升高，并持续 1 年甚至更长时间。由于外周神经愈合时间比较长，常大于 140 天，所以产后虽然伤口愈合了，但是感觉还没有完全恢复，可以进行局部的按摩，促进循环和神经的恢复。顺产后应加强盆底组织的按摩，以提高敏感度，改善性生活质量。

会阴肌按摩法改善性交痛

会阴肌按摩可以改善产后性交痛或者性交困难。可以采取膀胱截石位或平卧位，两膝弯曲外展，操作者手戴乳胶手套，涂润滑油，以掌腹按摩会阴中心腱及外侧，力量向上向内托举，每次 15 分钟，每天 2 次。注意按摩过程中避开会阴侧切口，找到盆底肌肉的痛点，力度适中，由轻至重，由浅至深，以感觉舒适有热胀感为宜。

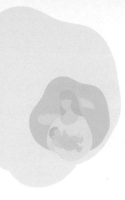

产后避孕很重要

产后安全性生活，要用对避孕方法

产后凡是有性生活必须避孕。产妇首次月经来潮前多有排卵现象，故哺乳产妇未见月经来潮却有受孕的可能。产妇月经复潮时间存在差异，不哺乳产妇一般为产后 6~10 周；哺乳产妇可能会延迟，部分妇女哺乳期一直不来潮。但是不哺乳产妇排卵时间平均约为 10 周，哺乳产妇约为 4~6 个月。因此，产后凡是有性生活必须避孕，不要心存侥幸。

选择避孕方式有窍门

产后哺乳期间建议使用安全套避孕。口服避孕药会影响哺乳，不建议使用。产后妇女，已有子女且还打算再生育的妈妈们，应适当控制生育间隔，产后短期内人工流产的风险高。产后子宫柔软，若在产后进行人工流产，容易出现子宫穿孔、漏刮等。这个时期应优先考虑长效的高效避孕方法，如皮下埋植、避孕针或宫内节育器，这些方法不依赖于使用者的行为，避孕效果更为高效。

然而,对于哺乳期妇女,考虑到需要哺乳,更愿意选择非药物方式避孕(如使用避孕套等),但是使用避孕套等是需要依赖于使用者行为的,避孕效率中等。同时,口服避孕药也会因漏服而降低避孕效果。因此,对于没有生育需求者,可选择进行绝育术。产妇可以根据自身情况,选择适合自己的避孕方式。

产后多久怀孕更安全

产后如果有二孩打算的妈妈最好间隔 24 个月再怀孕。WHO 推荐本次妊娠距离上次活产分娩的最小时间间隔应为 24 个月。生育间隔过短不利于母体恢复和营养储备(如铁元素和叶酸等营养素),易导致妊娠发生率增高。

剖宫产的妈妈最好间隔 24 个月再怀孕,才能有效降低瘢痕子宫破裂的风险。

10 产后心理需关注

全家总动员，一起迎接美丽心情。

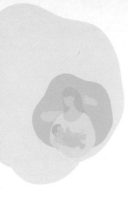

产后心理变化规律

产妇产后经历着生理和心理的巨大变化，根据 Rubin 产后心理调适分期，产后前 3 天是依赖期，产后 4~14 天是依赖－独立期，产后 2~4 周是独立期。夫妻双方在分娩前就应该加强沟通，达成共识，理解产妇所要经历的心理分期，以便产后产妇得到帮助。丈夫、家人如能及时对产妇提供帮助，可减少产妇出现心理不适甚至抑郁的概率，这样才能更好地帮助产后妈妈们。

依赖期

产后 3 天为依赖期，产妇表现为依赖特性强、显得疲倦，睡眠形态被打乱、睡眠不足、2 小时哺乳、产后宫缩痛、切口疼痛、对新生儿照顾知识不足、自我形态的紊乱等，这些都会导致产妇无法独立的生活，需要依赖家人的帮助。在这个时期，家属，尤其是丈夫，要注重多关心和帮助产妇，以满足产妇的生理和心理需要。产妇本人如果有需求也要学会及时诉求，寻求帮助。这个时期的妈妈需要得到女王一样的对待。

依赖－独立过渡期

　　产后 4~14 天为依赖到独立的过渡期,产妇的伤口痛和产后宫缩痛基本消退,泌乳和哺乳的问题基本解决,产妇和新生儿经过 3 天的磨合、适应及调整后,产妇进入了依赖－独立期。产妇身体逐渐恢复,变得较为独立,恢复了自我护理能力,对新生儿的护理产生了兴趣,开始注意周围的人际关系,主动参与学习和练习护理新生儿,但这一时期可产生焦虑、压抑等情绪;在这个时期丈夫要多陪伴,共同分工合作,为管理新生儿提供帮助,及早发现产妇是否出现产后抑郁症。产妇也要从心理上独立起来,避免过度依赖,自己能完成的事,自己完成,并适当寻找愉快的娱乐方式,无论是看会儿书、听音乐、看会儿电视都是不错的选择。

独立期

　　产后 2~4 周为独立期,产妇确认了自己的角色,接受了真实的新生儿,产妇、家人与新生儿共同形成了一个完整的系统,并逐渐适应了家庭新生活。产妇可以外出散步,和亲朋好友聚会,增加社会活动,通过和外界进行沟通交流能避免出现产后抑郁。

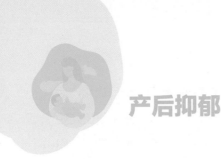

产后抑郁

产后抑郁离你很近

如果产妇生理或者心理调适、应对不良,有超过 10% 的产妇在产后会经历一种不愉快的情绪体验,这就是我们熟知的产后抑郁。

发生产后抑郁是多因素共同作用的结果。生理方面的原因,如疲乏、疼痛、突然的激素失衡。心理和社会文化方面的原因,如身体形象和社交生活的改变,角色的转换,事业受到干扰,社会支持的缺乏,夫妻关系欠佳等都是造成产后妈妈抑郁的诱因。

易发生产后抑郁的时段

产后抑郁多在产后 2 周内发病,产后 4~6 周症状明显,病程可持续 3~6 个月,甚至 1 年。其发生率国内为 3.8%~16.7%,国外为 3.5%~33.0%。产后抑郁症的临床表现有:情绪改变,心情压抑、沮丧、情绪淡漠,甚至焦虑、恐惧、易怒、夜间加重;有时独处,不愿见人或伤心流泪;创造性思维受损,主动性降低;自我评价降低,无用感、罪恶感,担心自己不能照顾新生儿,担心自己或新生儿会受伤;对身边的人充满敌意;对丈夫的关心减少,与丈夫及家人关系不融洽;对生活缺乏信心,觉得生活无意义,感受不到孩子带来的快乐和爱;出现厌食、睡眠障碍、易疲倦、性欲减退。严重者甚至绝望、出现自杀等倾向。产妇和丈夫要善于自我观察,如果有以上症状,请及时就医。

二胎与产后抑郁

生二胎的产妇更容易出现产后抑郁,是因为很多人将第一胎产后抑郁的遗留问题带到了二胎中,加上在分娩过程中体力透支多、身体内分泌的变化大、产后休息不好、情绪波动比较大,以及二胎带来的家庭负担,均可导致产妇心理、个性、角色的不适应,从而造成产后抑郁。

产后抑郁危害大

产后抑郁者会出现失眠、早醒、食欲下降等症状,很多产妇情绪低落,会经常哭泣、易激惹,为孩子或自己过度焦虑,并有负罪感、无望感,甚至有自杀念头,有时候会缺乏恰当的母爱行为,不能有效照顾婴儿。有的病情严重的患者甚至会做出自杀,甚至伤害婴儿的极端事情。

然而,很多产妇不愿意正视自己有产后抑郁的状况。一方面认为产后抑郁等同于精神病,不愿意被扣上有病的帽子;另一方面,在哺乳期,产妇往往会担心使用抗抑郁药物对孩子有不良影响,担心这些药物会通过母乳喂养输送给孩子。所以,很多人都避讳谈论产后抑郁,不愿意到正规医院进行检查。

应对产后抑郁有办法

短期内出现产后抑郁可以进行自我调节。对于产妇特别是生二孩引发抑郁的产妇,可以通过以下 4 个办法来帮助缓解抑郁:①给产妇创造一个诉说倾听的环境;②诱导产妇意识到喂养婴儿的重要性;③丈夫要安排较多的时间陪伴妻儿;④告知其心理咨询的联系方式,尽快得到心理医生的指导。

人际关系疗法治疗产后抑郁

人际关系疗法对产后抑郁症是非常有效的。艾伦弗兰克在《人际关系疗法》一书中指出,产后抑郁症的参与者都体验到了一系列的角色改变,从孕妇到产妇,从妻子、女朋友或者单身女人到母亲。并且在哺乳期,产妇往往会担心使用抗抑郁药物会对孩子造成影响,因为这些药物会通过母乳喂养传输给孩子。相较单独的药物治疗或者联合治疗,母乳喂养的妇女更倾向于选择人际关系疗法。

人际关系疗法是由柯勒曼和威斯曼在 20 世纪 80 年代首创的治疗抑郁症的心理疗法。人际关系疗法是可以有效缓解产后抑郁,却不会让婴儿接触药物的疗法,是治疗产后抑郁症的一线疗法。1995 年被用于治疗产后抑郁症,现使用并流行于欧洲、南美、非洲等多地,在多个文化背景下被验证是积极有效的。人际关系疗法强调社会角色及个体与已知最为亲密者之间关系的重要性。医务人员要帮助产后抑郁症患者通过获得新的社会接触或习得新的技能,增强在新的、已获得的角色中并不熟悉的自信感;采取头脑风暴的方式,想一些让产后抑郁症患者可以感觉自己更能胜任新角色的方法。通过努力而获得新的社交技能、人际接触和自信心,不仅可以改善产后抑郁症患者的人际处境,还可以对她的心境产生积极的影响。治疗过程中要把其人际关系涉及的人一起纳入治疗中,被治疗者是一个社会个体,是一个会受到人际关系经验影响的人。帮助产妇剖析自我,整理出引起情绪变化的未解决的悲伤,理解角色转化带来的变化,找出角色变化后的冲突以及当前的人际关系中无法对自身提供支持的缺陷。目标在于指导患者理解人际关系困境与抑郁症之间的关系,找到解决抑郁的突破点。

预防产后抑郁应从产前开始

为了预防产后抑郁，需要在产前、围产期和产后给孕产妇提供实用的信息支持及情感支持。医护人员要帮孕产妇做好生理和心理准备，指导孕产妇进行放松训练。对有高危因素者，医护人员和家属要共同提供关注和支持，帮产妇调整好心态。如果产妇出现产后不愿意见人、情绪波动特别大等症状，家属尤其要多加注意，及时就医。

治愈产后抑郁重在解决角色冲突

按照人际关系疗法的理论，角色冲突的特征在于虚弱的沟通模式和挫折感。首先，要帮助夫妻双方来修正，以适应不良的沟通模式，或者是重新评估对相关关系的期望。确认了角色冲突的焦点后，就要通过重新商议、僵持或者瓦解来解决这一冲突。产后抑郁大多是由于育儿或者是生活上的压力所致，还有经济压力也是非常重要的一个因素。夫妻双方应该共同对冲突进行商议，最终达成共识。对于通过商议后仍无法达成共识者，需要帮助产妇了解如何结束这段关系，并开始新的关系，结果没有对错。引导产妇描述她原有角色中她想念的部分，还有她乐意放弃的部分。同样要引导产妇描述新的角色中她愿意接受的部分，还有她不那么满意的部分。然后引导产妇对自己的这个角色演变做出正确的评估。目标是帮助产妇通过学习新的技能、增强自己已有的技能，同时获得新的社会接触，去适应新的环境，提高自信心，走出原有角色失去后的悲伤。例如，对于待产妇，可以指导其参加孕妈妈班，阅读一些关于如何迎接新生儿的图书，夫妻双方共同来探讨新生儿到来以后如何来处理夫妻关系。此外，要增强社会的支持，尤其是对低收入群体。

夫妻双方的育儿期望须一致

如果丈夫和妻子在照顾新生儿方面期望不一样，就容易出现非交互性角色期望。非交互性角色期望指一方坚持，而冲突的另一方并不这样认为的期望，比如由于换工作、生孩子、经济压力、结婚、即将为人父母等生活事件而导致。因为个体在冲突中会产生一种失控感，而且重复的冲突会使个体感觉束手无策，或者冲突会使个体产生绝望感，所有这些最终会导致个体自尊感的降低，表现出抑郁症的症状。

叠加冲突会增加产后抑郁概率

在一个社会角色冲突没有被解决之前，不建议使用或者增加更多的冲突。环境的改变将会增加角色冲突，这就是为什么在刚结婚的时候不建议立刻怀孕、生孩子。不建议在更换工作时妊娠，不建议在夫妻吵架时孕育孩子，或者企图通过怀孕和分娩来解决家庭矛盾。多个角色冲突会增加产后抑郁症发生的概率。

治病第一步是承认自己患病

对于人际关系疗法，首先要将患者出现的症状进行标准化，也就是命名，让产妇及其家属共同认可产妇患有抑郁症。如确定为抑郁症，家属和产妇必须高度重视。人际关系疗法中有一个策略，就是使用医学模型，使用患者角色。治疗师确定来访者的患者角色，让她和她的关系人确定她处于一个需要帮助的角色当中。如果来访者同意获得康复或者保健，那么她的关系人就可以提供这些社会支持。例如，有一名妊娠期糖尿病患者，一旦家人和她本人同时认同了她是妊娠期糖尿病患者的角色，他们就会对她需要的饮食管理给予理解、帮助和支持。同理，让产妇及其家人认同产妇是产后抑郁症，就可以让产妇在产后的一段时间得到针对这个疾病的重视和社会支持。所以说，承认自己病了是治好病的第一步，也是获得帮助、治疗疾病的第一步，妈妈们不要怕承认。

对于抑郁症的产妇，医务人员应该给予无条件的、积极的关注。即使是来访者疾病复发的时候也只针对抑郁症本身，而不是针对来访者。鼓励来访者积极地表达情绪,共同讨论个人的体验和感受,以通过人际关系的改善来缓解抑郁症。

人际关系清单帮助解决抑郁症

在治疗最初的时候,需要产妇完成人际关系清单。治疗师和来访者一起确定来访者在过去和现在生活中最为重要的个体,并探索来访者与这些人之间的关系本质。人际关系疗法关注应激性生活事件与社会支持相关的困境以及与症状发展之间的关系。人际关系疗法认为,我们应该聚焦于研究人以及人与人之间的互动。人际关系经验与人体机能之间存在联系,除了了解来访者有亲近关系的人之外,还要将这些关系与抑郁症联系起来,共同找到社会的应激源,焦点集中在当前社会冲突和应急源。产妇必须体验并描述抑郁症与哪些社会应急源或人际障碍有关,治疗师指导患者理解人际关系困境与抑郁症之间的关系。比如,新手妈妈对育儿没有经验,无法独自照顾新生儿的压力;对生育二胎以后的妈妈,常常会因为无法独立同时照顾两个孩子而出现愧疚、焦虑、应对无效等不良的心理反应。丈夫对新生儿的到来,是否有角色上的改变以配合新生儿的照顾工作。

产后抑郁如何自我判断

你可以使用产后抑郁筛查量表自测,必要时就医。请根据你自己近一周的情况进行客观评定。将每题的记分相加为总分,总分在 12~13 分及以上者,可能患有不同程度的抑郁性疾病。此量表不能用于检出患有焦虑性神经症、恐怖症或人格障碍的母亲。你可以参考来测试一下。

产后抑郁量表

我能够笑并观看事情有趣的方面	如我总能做到那样多	0 分
	现在不是那样多	1 分
	现在肯定不多	2 分
	根本不	3 分
我期待着享受事态	如我做到那样多	0 分
	较我原来做得少	1 分
	肯定较原来做得少	2 分
	全然难得有	3 分
当事情做错,我多会责备自己	是,大多时间如此	3 分
	是,有时如此	2 分
	并不经常	1 分
	不,永远不	0 分
没有充分的原因我会焦虑或苦恼	不,总不	0 分
	极难得	1 分
	是,有时	2 分
	是,非常多	3 分

没有充分理由我感到惊吓或恐慌	是,相当多	3分
	是,有时	2分
	不,不多	1分
	不,总不	0分
事情对我来说总是发展到顶点	是,大多情况下我全然不能应付	3分
	是,有时我不能像平时那样应付	2分
	不,大多数时间我应付的相当好	1分
	我应付与过去一样好	0分
我难以入睡,很不愉快	是,大多数时间如此	3分
	是,有时	2分
	并不经常	1分
	不,全然不	0分
我感到悲伤或痛苦	是,大多数时间如此	3分
	是,相当经常	2分
	并不经常	1分
	不,根本不	0分
我很不愉快,我哭泣	是,大多数时间	3分
	是,相当常见	2分
	偶然有	1分
	不,根本不	0分
出现自伤想法	是,相当经常	3分
	有时	2分
	极难得	1分
	永不	0分

产后抑郁症的常见误区

误区一:有产后抑郁的妈妈不是好妈妈。

其实,产后抑郁症是一种内分泌失调和外界刺激等因素引起的病症,与人品、人格无关。并非做错事才会患上产后抑郁症,产后抑郁症不是任何人的错。很多产妇忌讳承认自己有产后抑郁的症状,担心如果承认有以上症状是不是就代表自己是精神病患者,其实不是,产后抑郁不是精神病,而且如果在症状轻的时候给予及时的调适,是可以恢复和减轻的。

有研究显示,社会支持与产后抑郁相关。来自丈夫以及父母等的陪伴与支持,能够显著地降低产后抑郁的发生。作为产妇的家属尤其是产妇的丈夫应该多关心、支持产妇,注意夫妻关系的维系,多照顾新生儿,减轻产妇的负担。此外,作为产妇的父母、兄弟姐妹等同样也可提供给产妇力所能及的帮助,如精神安慰、经济支持、婴儿照顾等,以减轻产妇照顾新生儿的生理和心理上的压力。除了丈夫要多关怀和陪伴产妇,产妇也可以邀请一个女性亲属或者一个可信赖的朋友在家帮你,和他人分享你的情况。

误区二:补足睡眠,就能从产后抑郁中康复。

尽管补足睡眠对产后抑郁的患者来说很重要,但是抑郁症是多重原因引发的疾病,单单改善睡眠是不能治愈产后抑郁的,而是需要帮助产妇寻找引起抑郁的根本原因,给予支持和帮助,才能缓解产后抑郁。

有的产妇感到抑郁的原因是睡眠不足或者睡眠质量低下，需指导产妇分析睡觉的时长和质量。如果是因为哺乳等原因被打断而影响睡眠质量，那么指导产妇珍惜每一个休息和睡眠的机会，做好心理准备，关掉手机，不要再受个人社交网络的影响，为自己创造安静、闲适、健康的休养环境，当宝宝安然入睡时，自己也要抓紧时间睡，哪怕只是闭目养神。或者让丈夫在一段固定时间里照顾好宝宝，为妈妈赢得一段连续睡眠时间，以保证其睡眠质量。经过一段时间的调整，就可以缓解产后抑郁。

有的产妇感到抑郁的原因是哺乳问题，产妇因自身乳汁少或者无法哺乳等情况，常会带有一种负罪感，这个时候如果丈夫能在喂养宝宝方面予以一定的帮助，帮助妈妈树立哺乳的信心，调整饮食、睡眠和情绪，就可以解决哺乳带来的抑郁心情。

如果产后抑郁的原因是缺乏来自他人的支持，那么家人的细心照料就非常重要。对于在分娩过程中受到极大分娩痛苦的产妇，家人要给予更多的关怀呵护，解除心理上可能产生的阴影。同时，家庭成员应尽量避免给产妇造成心理压力，特别是不应该对生男生女抱怨、指责，做好家庭成员间的相互沟通，建立温馨的家庭氛围。丈夫此时更应该担起重任，给予妻子无微不至的关怀照顾，关心妻子的心理感受。丈夫的稳定支持，是怀孕期间和产后对产妇们的最佳安慰。如果丈夫愿意承担家务和分担照料宝宝,那是最好不过了。如果有的妈妈独身或远离家庭,就会缺少这种支持,也可以考虑寻找周围可以作为支持的人来帮助度过产后的时段,比如月嫂。

误区三:二胎妈妈不会抑郁。

这种说法是想当然,抑郁症是非常容易复发的疾病。有分娩经验并不能保证女性不会患上抑郁症。WHO 2017 年发布研究数据显示,中国抑郁障碍患病率为 4.2%,孕产妇被列为发病风险最高的 3 个群体之一。随着国民经济的发展需要,我国计划生育政策正在逐渐发生变化,很多高龄产妇开始分娩二孩,二孩妈妈发生产后抑郁的风险更大。由于产妇到了中年,其坐骨、耻骨、髂骨和骶骨结合部基本已经骨化,再加上其身体各方面机能减退,妊娠分娩并发症多,身体恢复慢,再次分娩子宫收缩疼痛感加剧,多次妊娠子宫肌纤维缩复能力差,容易发生产后出血。此外,来自产妇自身、家庭、社会多方面造成产妇心理压力增大,高龄经产妇的心理变化较其他产妇有特殊性。来自长子女的压力,在妊娠二胎过程中,家长对于长子女的关注度相对不足,分娩后这种情况更加明显,一直以独生子女状态存在的长子女可能会出现一定的心理问题,制造各种意外事件引起家长注意,一定程度上影响产妇的身体、心理恢复。对于部分高龄经产妇而言,她们认为已有生育过孩子的经验,对再次妊娠缺乏足够的重视,常不进行规范产检;部分高龄经产妇因孩子性别问题而担忧;另一部分高龄经产妇因意外事故失去孩子再次生育,担心因年龄、身体状况等问题引起胎儿异常、产程异常、难产等问题,不能接受孩子有任何不健康的因素存在,故而整个孕期表现为焦虑、恐惧、紧张、多疑、抑郁。

分析其心理活动副反应的相关因素,包括以下几项。

(1)自身状况:女性 35 岁后卵子老化和异常的概率增大,染色体异常,容易发生妊娠并发症和难产。

(2)对胎儿的影响:孕妇大于 35 岁,容易产生早产、小于胎龄儿、死胎、畸胎等围产儿并发症。

(3)长子女的心态:家庭格局发生改变,让长子女产生强烈的失落感,容易造成自卑、自爱、自私甚至抵触的消极心理。

(4)经济负担:在目前高消费水平的生活条件下,养育、就医、上学变成双倍的支出,增加了生活成本。

(5)夫妻关系:女性把所有的精力都转移到孩子身上,难免会忽略丈夫的感受,减少夫妻间的情感交流,产生不和谐的因素。

(6)工作情况:二孩的到来,使爸爸妈妈需要协调好工作、生育和育儿。尤其是妈妈,可能要付出更多的精力和时间,并要及时调整好心态,及早做好职业规划和育儿计划。

误区四:产后疲惫会引起抑郁。

这也是一种常见的错误说法。产妇经常会感到疲劳和力不从心,她们或许会经历一段叫作"宝宝综合征"的心路历程,有这种综合征的女性会感到疲累、没有精力,但是一过性的。但是,产后抑郁症是一种持续时间更长、更强烈的心理状态。除了疲惫,有产后抑郁的妈妈会不想和自己的宝宝玩耍,会感到难以集中精神,不能给宝宝足够的温暖和爱护,更会因此而感到内疚。这可以通过饮食调整和适当锻炼来调节。清淡的营养饮食:孕妇在孕期阶段,恶心和孕吐让她们吃尽了苦头,消瘦的身形让人心疼不已,产后的营养恢复是必不可缺的。产后产妇们的饮食偏清淡口味,当然偶尔来一顿"重口味"刺激刺激胃口,也会让曾经的"吃货"产妇们心情指数持续上升的。适度的健身锻炼:产后身体发胖或者变形,可能是所有产妇都忍受不了的。要想维持产前傲人性感的身材,必须要坚持科学适度的健身锻炼的。做适量的家务劳动和体育锻炼,不仅能够转移自己的注意力,还可以帮助体内自动产生快乐元素,使自己心情由内而外地快乐起来。

误区五:得了产后抑郁症会虐待孩子。

抑郁症和精神病不是一回事,伤害婴儿事件只发生在极少数的产后抑郁症当中。

误区六:产后抑郁症患者一看就能看出来。

有研究数据显示,目前抑郁症的识别率不足20%,连医生都很容易将抑郁症误诊,所以你不能单从一个人的外表就看出产妇是否患有产后抑郁症。产后抑郁症的患者或许看起来与常人无异。

出现以下情况的妈妈要高度警惕产后抑郁症：有精神病史者，或者此前有抑郁症、严重的经期前症候群者，或是曾经因为服用避孕药而有负面情绪的女性，产后抑郁症和生产后的荷尔蒙变化有关系；完美主义人格者、高度强迫症者，或是无法适应妈妈这一角色者；怀孕期间曾经遭遇变故者，比如家里有人生病或死亡，或是婚姻压力者；爱发脾气、爱生闷气、遇事时不能很冷静地思考问题，而是一味往牛角尖里钻的女性；婆媳关系不和者；经济压力过大者；产后有睡眠问题者，很多产妇无论白天晚上都是自己带孩子，这样容易产生委屈、烦躁、易怒的情绪；对孩子抱有过强的性别期待者。

误区七：喂奶的妈妈不能吃药。

这种担心不是没有道理，但经研究发现，孩子从母乳中吃到的抗抑郁药剂量很微小。当产后抑郁患者需要服用抗抑郁药的时候，医生会选择最能帮助她同时也不会伤害宝宝的药。可以考虑进行人际关系疗法。

11 产后复诊不可忽视

产后妈妈、宝宝要定期复诊，你们马上就要产科"毕业"啦！

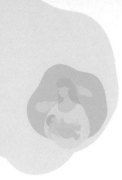

产后复诊真的很重要

　　产后要"坐月子",而"坐月子"的意义就是为了让女性妊娠期间体内所产生的生理、内分泌的变化,在分娩后逐渐恢复到妊娠前的状态。而产后复诊就是为了了解这些变化恢复情况,看看产妇全身和生殖系统有无异常情况。此外,从预防的角度来看,产后复诊还可以筛查疾病,如乳腺炎、尿路感染、子宫复旧不良、盆底功能损伤、腹直肌分离等。做到早发现,早诊断,早治疗。同时,需要检查宝宝的生长情况。

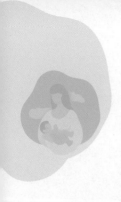

产后复诊时间

其实,产妇在生完宝宝后,除了乳房外,身体其他的器官恢复至孕前水平的时间,通常为产后6~8周,也就是42~56天。所以,在产后42~56天,产妇需要到产科门诊,新生儿到儿科门诊进行复诊。不要提前或者延误,若提前复诊,身体尚未恢复,复诊意义不大;若推迟或者不复诊,身体有异常会延误治疗的时机。

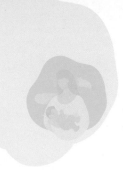

产后复诊内容

访视内容一 观察子宫复旧及恶露，了解生殖器官恢复情况。

访视内容二 盆底检查。怀孕、分娩及激素的改变会对妈妈的盆底肌肉和神经造成一定的损伤，导致盆底支撑结构发生改变，从而出现盆腔脏器脱垂的症状，部分妈妈伴随尿失禁、腰骶部疼痛、会阴下坠、腹直肌分离等不适。通过复查可以了解盆底功能损伤情况，制订针对性的治疗方案，使妈妈恢复至最佳状态。妈妈们千万要学会自我检查，不要因为害羞而向家人隐瞒，必要时要及时进行检查和治疗（详见盆底修复章节）。

访视内容三 检查乳房，了解泌乳及哺乳（详见母乳喂养章节）。

访视内容四 观察会阴伤口或剖宫产伤口，了解伤口愈合情况（详见伤口处理章节）。

访视内容五 血压、血糖的检查。产后不少妈妈都进入了"嗨吃模式"，高糖、高蛋白的摄入，外加昼夜哺乳、睡眠模式被打乱，会对妈妈们的血压、血糖造成影响，所以无论孕前和孕期是否有高血压、糖尿病，都建议妈妈们在产后 42 天对血压、血糖进行检查，以防万一。

访视内容六 精神状况的评估，及早发现产后抑郁症。

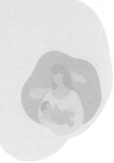

新生儿访视内容

访视内容一 体重。

体重是反映宝宝健康情况、判断发育和营养状况的一项最重要的指标。测量体重时,应让孩子排空大小便,衣服尽量减少,平卧在体重秤的卧箱内测量。一般宝宝在出生42~56天后,体重会增长1000g左右。

医生还会根据情况,指导如何对宝宝进行喂养和护理,包括常见喂养问题的处理,如溢乳、厌奶、母乳不足、哭闹、便秘或腹泻,以及进行睡眠指导和疾病预防指导。

访视内容二 身高。

影响宝宝身高的因素有很多,如疾病、营养、遗传、内分泌、性别、种族、骨及软骨发育等,所以保证宝宝的营养、睡眠质量,防止宝宝生病是很重要的。一般在出生42~56天后,宝宝身高可以增加4~6cm。

访视内容三 头围、胸围。

宝宝的头围能够反映大脑发育的情况,如果头围过大或者过小,需要进一步检查是否有脑积水、脑畸形、佝偻病等。对于头围异常的孩子,日后需要追踪检查智力、大运动和精细运动技能发育的情况。一般在出生 42~56 天后头围增加 2~3cm。胸围数据可评价宝宝胸部发育的状况,包括肺的发育、胸廓的发育以及胸背肌肉和皮下脂肪的发育程度。

访视内容四　髋关节检查。

医生对宝宝双腿活动及髋关节活动进行检查,查看髋关节发育情况。如果发现宝宝腿纹不对称,要及早检查,越早恢复越好。

访视内容五　评价发育智能。

(1)运动发育能力:竖头,俯卧抬头,抓握。

(2)听力:会不会找声源。

(3)视觉:仰卧时,宝宝能不能 180° 追视玩具。

(4)发声:是否能咿呀发声。

(5)微笑:逗宝宝,看其会不会笑。

访视内容六　接种疫苗情况。

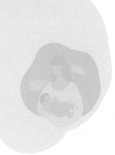

糖尿病妈妈产后复诊

通过改变生活方式和药物治疗可以使有妊娠期糖尿病史的妇女发生糖尿病的比例明显减少。因此,现有的关于妊娠期糖尿病诊断治疗标准都对产后随访问题进行了规范。推荐所有妊娠期糖尿病妇女在产后 6~12 周进行随访。产后随访时应向产妇讲解产后随访的意义;指导其改变生活方式,合理饮食及适当运动,鼓励母乳喂养。

产后随访时建议进行身高、体质量、体质指数、腰围及臀围的测定,同时了解产后血糖的恢复情况,明确有无糖代谢异常及其种类。建议所有妊娠期糖尿病妇女产后行口服葡萄糖耐量试验(oral glucose tolerance test,OGTT),测定空腹及服糖后 2 小时血糖水平,明确有无糖代谢异常及其种类。有条件者建议检测血脂及胰岛素水平,至少每 3 年进行 1 次随访。妊娠糖尿病的妈妈不要有太多的心理负担,要控制饮食,保持轻松、愉快的心情。

后 记

产后恢复和哺育后代是一段特殊而艰辛的过程,提前了解其间可能面对的问题,可以大大减轻爸爸妈妈的焦虑情绪。夫妻双方共同的努力,有利于强化和增强夫妻感情,让育儿过程成为一个充满欢声笑语和爱的过程。本书是作者团队几十年临床工作经验的总结,愿能陪伴爸爸妈妈们一起走好产后恢复和育儿之路,让妈妈告别产后小烦恼,轻轻松松做宝妈!

参考文献

1. 安力彬,张新宇.妇产科护理学[M].2版.北京:人民卫生出版社,2015.

2. 池鸿斐,叶可君,陈雅,等.糖尿病孕妇分娩会阴切口感染相关因素分析[J].中华医院感染学杂志,2017,27(16):3775-3778.

3. 国际母乳会.母乳喂养的女性艺术[M].北京:电子工业出版社,2018.

4. 中国妇幼保健协会乳腺保健专业委员会乳腺炎防治与促进母乳喂养学组.中国哺乳期乳腺炎诊治指南[J].中华乳腺病杂志:电子版,2020,14(1):10-14.

5. 任钰雯,高海凤.母乳喂养理论与实践[M].北京:人民卫生出版社,2019.

6. 世界卫生组织生殖健康与研究部,国家人口计生委科学技术研究所.避孕方法选用的医学标准(第4版)[M].北京:中国人口出版社,2011.

7. 尚少梅 . 妇产科护理学 [M]. 北京:中国协和医科大学出版社,2011.

8. 谢幸,孔北华,段涛 . 妇产科学 [M]. 北京:人民卫生出版社,2018.

9. 尹洪花,卢艳霞,朱丙烟,等 . 产妇会阴侧切术后感染危险因素与预防措施 [J]. 中华医院感染学杂志,2016,26(1):158-160.

10. 中华预防医学会 . 婴幼儿喂养与营养指南 [J]. 中国妇幼健康研究,2019,30(4):392-417.

11. 中国营养学会 . 6 月龄内婴儿母乳喂养指南 [J]. 临床儿科杂志,2016,34(4):287-291.

12. 中国营养学会 . 母乳喂养促进策略指南(2018 版)[J]. 中华儿科杂志,2018,56(4):261-266.

13. 中华医学会围产医学分会 . 母亲常见感染与母乳喂养指导的专家共识 [J]. 中华围产医学杂志,2021,24(7):481-489.

14. 中国营养学会 . 孕期妇女膳食指南 [J]. 中华围产医学杂志,2016,19(9):641-648.

15. 中华医学会儿科学分会儿童保健学组,中华医学会儿科学分会新生儿学组 . 早产、低出生体重儿出院后喂养建议 [J]. 中华儿科杂志,2016,54(1):6-12.

16. 张玉侠,杨漂羽,胡晓静,等.《住院新生儿母乳喂养询证指南》解读:院外管理[J]. 中华现代护理杂志,2018,24(31):3721-3725.

17. Kellams A, Harrel C, Omage S, et al. ABM Clinical Protocol #3: Supplementary Feedings in the Healthy Term Breastfed Neonate, Revised 2017[J]. Breastfeeding Medicine, 2017, 12(4): 1-10.

18. Flaherman, Valerie J, Maisels M, et al. ABM Clinical Protocol #22: Guidelines for Management of Jaundice in the Breastfeeding Infant 35 Weeks or More of Gestation-Revised 2017[J].Breastfeeding Medicine, 2017,12(5): 250-257.

19. Vaucher, Yvonne E, Boies, et al. ABM Clinical Protocol #10: Breastfeeding the Late Preterm (34-36 6/7 Weeks of Gestation) and Early Term Infants (37-38 6/7 Weeks of Gestation), Second Revision 2016[J]. Breastfeeding Medicine, 2016, 11: 494-500.

20. Berens, Pamela, Labbok, et al. ABM Clinical Protocol #13: Contraception During Breastfeeding, Revised

2015[J]. Breastfeeding Medicine, 2015, 10(1): 3-12.

21. 伦·弗兰克,杰西卡·C. 利文森 . 人际关系疗法 [M]. 郭本禹,
方红,译 . 重庆:重庆大学出版社,2015.

22. 苏·麦克唐纳,盖尔·约翰逊 . 梅斯助产学 [M]. 熊永芳,张宏
玉,徐鑫芬,译 . 北京:科学出版社,2021.

23. Kink TL, Brucker MC, Osborne K, 等 . 瓦尔尼助产学 [M].
陆虹,庞汝彦,译 . 北京:人民卫生出版社,2020.

24. Wambach K, Spencer B. 母乳喂养与人类泌乳学 [M]. 高
雪莲,孙瑜,张美华,译 . 北京:人民卫生出版社,2021.